… Wundinfektionen in der Gefäßchirurgie

W. Hepp, J. Palenker (Hrsg.)

Wundinfektionen in der Gefäßchirurgie

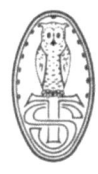

Steinkopff Verlag Darmstadt

Anschrift der Herausgeber:
Prof. Dr. W. Hepp
Dr. J. Palenker
Freie Universität Berlin
Universitätsklinikum Rudolf Virchow
Standort Charlottenburg
Spandauer Damm 130
1000 Berlin 19·

Die Deutsche Bibliothek – CIP-Einheitsaufnahme

Wundinfektionen in der Gefäßchirurgie / W. Hepp ; J. Palenker (Hrsg.). –
Darmstadt : Steinkopff, 1991
  ISBN-13:978-3-642-72465-7   e-ISBN-13:978-3-642-72464-0
  DOI: 10.1007/978-3-642-72464-0

NE: Hepp, Wolfgang [Hrsg.]

Dieses Werk ist urheberrechtlich geschützt. Die dadurch begründeten Rechte, insbesondere die der Übersetzung, des Nachdrucks, des Vortrages, der Entnahme von Abbildungen und Tabellen, der Funksendung, der Mikroverfilmung oder der Vervielfältigung auf anderen Wegen und der Speicherung in Datenverarbeitungsanlagen, bleiben, auch bei nur auszugsweiser Verwertung, vorbehalten. Eine Vervielfältigung dieses Werkes oder von Teilen dieses Werkes ist auch im Einzelfall nur in den Grenzen der gesetzlichen Bestimmungen des Urheberrechtsgesetzes der Bundesrepublik Deutschland vom 9. September 1965 in der Fassung vom 24. Juni 1985 zulässig. Sie ist grundsätzlich vergütungspflichtig. Zuwiderhandlungen unterliegen den Strafbestimmungen des Urheberrechtsgesetzes.

Copyright © 1991 by Dr. Dietrich Steinkopff Verlag, GmbH & und Co. KG, Darmstadt
Softcover reprint of the hardcover 1st edition 1991

Verlagsredaktion: Sabine Müller – Herstellung: Heinz J. Schäfer

Die Wiedergabe von Gebrauchsnamen, Handelsnamen, Warenbezeichnungen usw. in dieser Veröffentlichung berechtigt auch ohne besondere Kennzeichnung nicht zu der Annahme, daß solche Namen in Sinne der Warenzeichen- und Markenschutzgesetzgebung als frei zu betrachten wären und daher von jedermann frei benutzt werden dürften.

Satzherstellung, Mitterweger Werksatz, Plankstadt

Gedruckt auf säurefreiem Papier

Vorwort

Die tiefe Wundinfektion, d. h. mit Beteiligung der Gefäßstrecke, stellt in der Gefäßchirurgie unverändert die schwerwiegendste Komplikation dar und bedroht die Extremität und oft auch das Leben des Patienten. Dies betrifft insbesondere die Situation nach Implantation von Fremdmaterial.

Frühzeitige Diagnose und rasche aggressive Behandlung sind die wichtigsten Forderungen im Management der tiefen Wundinfektion. Vorrangig muß der Patient möglichst schnell aus der septischen Gefährdung herausgebracht werden. In dieser Phase können daher zur Erhaltung der Extremität auch eher ungewöhnliche gefäßrekonstruktive Eingriffe mit ungünstigeren Früh- und Langzeitergebnissen angezeigt sein. Nach Ausheilung der Infektion kann dann bei Bedarf wieder auf ein bewährteres In-Situ-Verfahren zurückgegriffen werden. Es gibt aber auch heute noch Situationen, in denen es besser ist, sich rechtzeitig von der betroffenen Extremität zu trennen, nach dem Grundsatz: Das Leben hat Vorrang vor der Extremität.

Mit Verbesserung der diagnostischen Möglichkeiten haben sich auch die Therapieprinzipien mehr und mehr standardisiert und vereinheitlicht.

In diesem Band behandeln namhafte Experten alle Aspekte des Wundinfektes nach gefäßchirurgischen Eingriffen; damit wird eine aktuelle und umfassende Bestandsaufnahme dieser gefürchteten Komplikation in der Gefäßchirurgie vorgelegt.

Berlin, im Juni 1991
W. Hepp
J. Palenker

Inhaltsverzeichnis

Vorwort V

Diagnostik

Infektlymphologie in der Gefäßchirurgie
Brunner, U., S. Geroulanos 1

Stellenwert nuklearmedizinischer Verfahren in der Diagnostik des tiefen Weichteilinfektes in der Gefäßchirurgie – Granulozytenszintigraphie
Cordes, M., W. Hepp, M. Langer 9

Wundinfekt und septische Komplikationen – daran denken und sofort handeln!
Hamann, H. 15

Diagnostik und Behandlung der „perigraft reaction" bei gefäßchirurgischen Implantaten
Dé, P., C. Pallua, W. Hepp 21

Konzentrationsmessungen antimikrobieller Chemotherapeutika in der Gefäßwand und im ischämischen Gewebe
Simonis, G., N. Wolf 31

Antibiotic prophylaxis in vascular surgery: concentration of cefuroxime and ceftazidime in drain fluid
Mackaay, A. J. C., A. C. van Loenen, J. A. Rauwerda, F. C. Bakker, G. A. Vos, H. J. M. Martens 39

Infektionsprophylaxe in der rekonstruktiven Gefäßchirurgie durch Aussprühen der Leistenwunden mit Fibrinkleber
Rüppell, V., C. Metzner 43

Therapeutische Maßnahmen

Die Behandlung des infizierten Gefäßtransplantates: eine gefäßchirurgische Herausforderung
Palenker, J., N. Pallua, M. Cordes, W. Hepp 47

Septische Komplikationen nach revaskularisierenden Eingriffen im aortoiliakalen Gefäßabschnitt
Luther, B., K. Bürger, H. Scholz 55

Zur chirurgischen Therapie septischer Gefäßkomplikationen
Kiffner, E., M. Russlies, W.-A. Roßberg 59

Lavagebehandlung der infizierten Gefäßprothese
Nemes, A., G. Biró, L. Entz 63

Klinik, Diagnostik und Therapie retroperitonealer Gefäßprotheseninfektionen
Lorenz, E. P. M., H. V. Zühlke, B. M. Harnoss 67

Protheseninfektion nach aortoiliakofemoralen Rekonstruktionen
Metz, L., J. Neugebauer, M. Hegenscheid 79

Der Obturatorbypass – ein Therapiekonzept der infizierten Leiste
Diller, R., R. Jaeschock, M. van Betsbrugge, W. Sandmann 87

Pathogenese und stadiengerechte Therapie der aortointestinalen Fistel
Harnoss, B.-M., E. Lorenz, H. Zühlke 95

Mykotische Aneurysmen der Aorta und der Iliakalarterien – eine retrospektive Analyse
Kolvenbach, R., H. Kniemeyer, W. Sandmann, H. Reintges 103

Grad-III-Infektionen nach Eingriffen an der A. carotis interna
Jaeschok, R., K. Grabitz, G. Torsello, R. Diller, W. Sandmann 107

Varia

Gentamicin-Kollagenvlies beim tiefen Leisteninfekt in der Gefäßchirurgie
Schweiger, H., R. Schwab, M. Jacob 113

Frühergebnisse über die lokale Anwendung eines resorbierbaren Gentamicin-Kollagenvlies in der septischen Gefäßchirurgie
Belz, R., E. U. Voss 119

Ist der Gliedmaßenerhalt beim infizierten femorokruralen Bypass vertretbar und sinnvoll? Eine Analyse anhand von vier Fällen
Heiß, J. M., W. Göring, H. F. Rinecker 123

Wundinfektionen in der Shuntchirurgie
Kasprzak, P., D. Raithel, B. Gerald 129

Lokale Infektionsprophylaxe in der Dialyseshunt-Chirurgie mit Tetrachlordecaoxid: Ergebnisse einer randomisierten Doppelblindstudie
Palenker, J., C. Pallua, R. Schmidt, W. Hepp 137

Autorenverzeichnis

Dr. med. R. Belz
Abteilung für Gefäßchirurgie
Chirurgische Klinik
Klinikum Karlsruhe
Moltkestraße 14
D-7500 Karlsruhe

Dr. med. G. Biró
Klinik für Gefäß- und Herzchirurgie
Semmelweis Medizinische Universität
Városmajor u. 68
H-1122 Budapest

Prof. Dr. med. U. Brunner
Abteilung für periphere
Gefäßchirurgie
Departement Chirurgie
Universitätsspital Zürich
Sonneggstraße 6
CH-8091 Zürich

Dr. med. M. Cordes
Radiologische Klinik und Poliklinik
Universitätsklinikum Rudolf Virchow
Standort Charlottenburg
Freie Universität Berlin
Spandauer Damm 130
D-1000 Berlin 19

Dr. med. Patricia Dé
Chirurgische Klinik und Poliklinik
Universitätsklinikum Rudolf Virchow
Standort Charlottenburg
Spandauer Damm 130
D-1000 Berlin 19

Dr. med. Ricarda Diller
Abteilung für Gefäßchirurgie und
Nierentransplantation
Chirurgische Universitätsklinik
Moorenstraße 5
D-4000 Düsseldorf 1

Prof. Dr. H. Hamann
Gefäßchirurgische Abteilung
des Krankenhauses Leonberg
Rutesheimer Straße 50
D-7250 Leonberg

Priv.-Doz. Dr. med. Dr. med. dent.
B.-M. Harnoss
Chirurgische Klinik
im Klinikum Steglitz der FU Berlin
Hindenburgdamm 30
D-1000 Berlin 45

Dr. med. J. M. Heiß
Chirurgische Klinik Dr. Rinecker
Am Isarkanal 30
D-8000 München 70

Prof. Dr. med. W. Hepp
Chirurgische Klinik und Poliklinik
Universitätsklinikum Rudolf Virchow
Standort Charlottenburg
Freie Universität Berlin
Spandauer Damm 130
D-1000 Berlin 19

Priv.-Doz. Dr. med. R. Jaeschock
Abteilung für Gefäßchirurgie und
Nierentransplantation
Chirurgische Universitätsklinik
Moorenstraße 5
D-4000 Düsseldorf

Dr. med. P. M. Kasprzak
Abteilung für Gefäßchirurgie
Klinikum Nürnberg – Zentrum für
Chirurgie
Flurstraße 17
D-8500 Nürnberg 91

Prof. Dr. med. E. Kiffner
Klinik für Chirurgie
Medizinische Universität Lübeck
Ratzeburger Allee 160
D-2400 Lübeck

Dr. med. R. Kolvenbach
Abteilung für Gefäßchirurgie und
Nierentransplantation
Chirurgische Universitätsklinik
Moorenstraße 5
D-4000 Düsseldorf 1

Dr. med. E. P. M. Lorenz
Abteilung für Allgemein-, Gefäß- und
Thoraxchirurgie
Klinikum Steglitz der
Freien Universität Berlin
Hindenburgdamm 30
D-1000 Berlin 45

Dr. sc. med. B. Luther
Chirurgische Klinik der
Städtischen Krankenanstalten
Esslingen
Hirschlandstraße 97
D-7300 Esslingen a. N.

Dr. med. A. J. C. Mackaay
Departement of Vascular Surgery
Academic Hospital
Free University Amsterdam
Nl-1091 Amsterdam

Dr. sc. med. L. Metz
Gefäßchirurgische Klinik des
Krankenhauses Friedrichshain
Leninallee 40
O-1017 Berlin

Dr. med. J. Palenker
Chirurgische Klinik und Poliklinik
Universitätsklinikum Rudolf Virchow
Standort Charlottenburg
Freie Universität Berlin
Spandauer Damm 130
D-1000 Berlin 19

Dr. med. V. Rüppell
Chirurgische Abteilung
Evangelisches Krankenhaus
Obere Himmelsbergstraße 38
D-6660 Zweibrücken (Pfalz)

Priv.-Doz. Dr. med. H. Schweiger
Chirurgische Universitätsklinik
Abteilung Gefäßchirurgie
Maximiliansplatz
D-8520 Erlangen

Prof. Dr. med. G. Simonis
Chirurgische Klinik des
Krankenhauses
der Bundesknappschaft
D-6625 Püttlingen/Saar

Infektlymphologie in der Gefäßchirurgie

U. Brunner, St. Geroulanos

Department Chirurgie (Vorsteher Prof. F. Largiadèr), Universitätsspital Zürich

Einleitung

Die Gefäßchirurgie untersteht fachspezifisch lymphologischen Gegebenheiten, deren Berücksichtigung insbesondere zur Prophylaxe von Früh- und Spätinfektionen beizutragen vermag. Der folgende Katalog beabsichtigt, das Interesse des Gefäßchirurgen für diese lymphologische Denkweise zu wecken.

Lymphologische Grundgegebenheiten

- Infekterreger und entzündliche Zellelemente verschieben sich auf dem Lymphweg.
- Mediale Kniegelenksregion und Leiste sind Engpaßregionen des Lymphabflusses.
- Lymphstase verursacht proteinreiches Ödem.

Wegleitend für die Infektlymphologie ist die Funktion des Lymphgefäßsystems als Transportweg für hochmolekulare Eiweiße und bakterielle Erreger. Gestörte Abflußverhältnisse jeglicher Ursache führen zum charakteristisch proteinreichen, lymphostatischen Ödem. Eine extravasale Anreicherung von Proteinen bedeutet in bakteriologischer Hinsicht Nährboden, in histologischer Hinsicht Fibrosklerose des Grundgewebes. Diese beiden Direktfolgen der Lymphostase schwächen über rezidivierende Infekte mit Lymphangitis und Lymphadenitis die sprichwörtliche Regenerationskraft des Lymphgefäßsystems und treiben in gegenseitiger Beein-

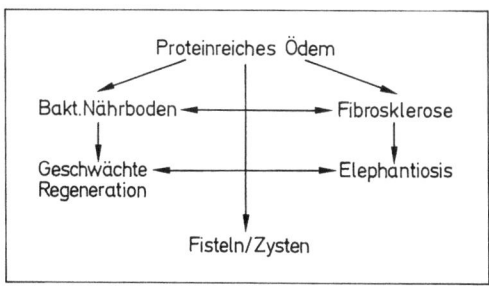

Abb. 1. Der lymphostatische Circulus vitiosus

flussung den Weichteilmantel zum Exzeß der Elephantiasis: Gewebe und Gesamtorganismus stehen in einem lymphostatischen Circulus vitiosus (Abb. 1).

Lymphfisteln und Lymphzysten vernetzen sich mit allen Übergängen in diesem pathogenetischen Ablauf.

Klinische Gesichtspunkte

- *Gangränöses Stadium IV:* Das bakteriologische Reservoir einer peripheren Gangrän ergießt sich kontinuierlich oder schubweise in die abführenden Lymphgefäße aller drei Größenordnungen. Klinische Symptome sind Lymphangitiden und Erysipele verschiedenster Agressivität und Kadenz; segmentäre Verschlüsse der Transportelemente führen in der Folge zu lokaler Lymphostase. Auch im chronischen Stadium schlummern Infekterreger in gestauten Lymphangiolen, in Lymphthromben, in Lymphknoten und in erweiterten Gewebespalten.
- *„Diabetische Zehe":* Das morphologische Substrat von Induration und wurstförmiger Auftreibung ist eine lymphostatische Fibrosklerose als Folge chronisch rezidivierender Lokalinfekte. Diese Lymphostase läßt sich mit dem Patentblau-Intrakutantest eindeutig visualisieren (Abb. 2). Die „diabetische Zehe" ist demzufolge in lymphologischer Hinsicht ein echtes sekundäres Lymphödem und unterliegt dem gleichen Circulus vitiosus wie das lymphostatische Ödem im allgemeinen.
- *Lymphfisteln/Lymphzysten:* Diese Erscheinungsbilder sind direkte Folgen chronischer Lymphstase und auf Stufe der Gliedmaße definitionsgemäß durch wasserklare Flüssigkeit charakterisiert. Diese färbt sich im Patentblau-Subku-

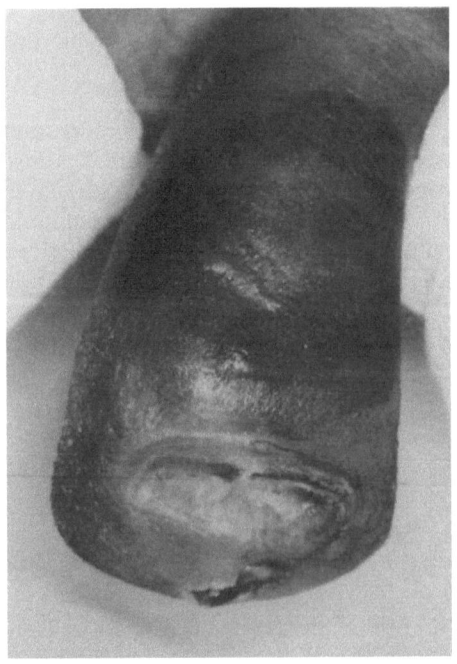

Abb. 2. Die „diabetische Zehe" als Elephantiasis in lymphologischer Hinsicht: massiver kutaner Reflux in Patentblau-Intrakutantest (Farbstofftest)

tantest vom Fußrücken aus grün an. In der Differentialdiagnose stehen Fisteln und Zysten im Zusammenhang mit Seromen (gelblich tingierte, klare Flüssigkeit) und Infekten (trübe Flüssigkeit mit Übelgeruch).
- *Chronische venöse Insuffizienz:* Phlebostatische Fibrosklerose und rezidivierende Infekte, ausgehend von Exkoriationen und Ulcera, führen zu einem mit proteinreicher Gewebeflüssigkeit durchtränkten Subkutangewebe und stellen damit die ursprünglich chronische *venöse* Insuffizienz sekundär in den Rahmen eines lymphostatischen Circulus vitiosus (vaskuläres Interferenzsyndrom). Auf dieser Basis sind möglicherweise auch die sogenannten chronischen Hypodermitiden zu verstehen, obwohl diese Entzündungen aseptischen Charakter tragen.
- *Interdigitale Fußmykosen:* Über die chronischen Eintrittspforten von Schrunden wird das Lymphgefäßsystem rezidivierend mikrobiell durchwandert und als Folge davon obliterativ geschwächt. Postlymphangitische, echte sekundäre Lymphödeme können daraus hervorgehen. Bei Patienten mit primären Lymphödemen ist die Inzidenz der interdigitalen Fußmykose 10% höher als in der Normalbevölkerung, weil diese in den feuchten Zwischenräumen der geschwollenen Zehen unterhalten wird.

Chirurgische Gesichtspunkte

1. Rekonstruktionen bei floridem Stadium IV lagern im potentiell lymphologisch infizierten Grundgewebe. Dies gilt auch für die Patch-Entnahmestelle am erkrankten Bein und insbesondere – auch schon bei Ersteingriffen – für die Leiste mit ihren möglicherweise kontaminierten Lymphknoten.
2. Rezidivierende Entzündungen und postrekonstruktive p.s.-Heilungen potenzieren die steigende Tendenz zu chronischer Lymphostase. Von besonderer Bedeutung sind die mediale Kniegelenksregion und die Leiste als Engpässe des Lymphabflusses. Hier leidet die bekannte Regenerationskraft der Lymphgefäße unter Wundheilungen per secundam und unter Zweiteingriffen ganz speziell. Sekundäre Lymphödeme sind im traumatologischen Krankengut hinlänglich bekannt, und zwar sowohl als globale wie auch als lokale Formen. Mit diesen Ansätzen stehen wir aber wiederum im lymphologischen Circulus vitiosus, hier dem der postrekonstruktiven Wundinfektion: Durch rezidivierende Lymphangitiden, Zweit- und Mehreingriffe besonders in Engpaßbereichen ist eine örtliche Lymphostase geradezu vorauszusehen.
3. Als Folge der Lymphostase allein und verschärft durch rezidivierende Entzündungen würgt die Fibrosklerose kontinuierlich oder schubweise noch mögliche Regenerationsprozesse ab. Im lymphostatischen Milieu potenziert sie krankhaft die natürliche Narbenbildung und erschwert so vor allem die Exposition von Arterien in zweiten Anläufen.
4. Der bindegewebige Narbenmuff um arterielle Kunststoffimplantate verankert diese zwar sicher im Gewebe; er enthält aber auch Fremdkörper-Riesenzellen und histologisch mitunter dilatierte Lymphgefäße verschiedener Größenordnungen als Zeichen lokaler, narbenbedingter Lymphostase. Diese bewirkt eine permanente Infektgefahr, was möglicherweise als Erklärung für den sogenannten Prothesenspätinfekt herangezogen werden kann.

5. Grenzzonenamputationen an chronisch diabetischen Füßen verlaufen durch einen lymphostatisch-fibrosklerotischen Hautmantel, so daß auch fern vom Stumpf Kontaminationen möglich sind.
6. Hohe Amputationen wegen peripherer Gangrän oder persistierendem Infekt nach Grenzzonenamputation umschließen in ihren Lappen potentiell infizierte Sammelrohre.
7. Interdigitale Fußmykosen unterhalten eine chronische Infektsituation im Lymphgefäßsystem aller Größenordnungen und topographischen Stufen der Gliedmaße.
8. Lymphologische Überlegungen erklären die klinische Erfahrung, daß primär arteriell oder venös chirurgisch anvisierte Erkrankungen unter Umständen in einen Konflikt mit dem Lymphgefäßsystem ausmünden können (vaskuläre Interferenzsyndrome). Lymphödeme nach arterieller Rekonstruktion und nach Varizenchirurgie sind denn auch im Erfahrungsgut des Schrifttums ebenfalls bekannt. Quantitativ liegen insbesondere für die Arterienchirurgie keine Zahlen vor, da eine lymphologische Transportstörung initial aus dem Sammelbegriff des postrekonstruktiven/postischämischen Ödems klinisch kaum herausgeschält werden kann. Unmittelbar postoperativ hat die Detaildiagnose einer Beinschwellung in lymphologischer Hinsicht aber eine medikamentöse Abschirmung zur Folge. Bei später chronischen Schwellungszuständen dürfte eine Analyse mit Patentblauviolett vor allem physiotherapeutische Hinweise liefern. Unterliegt die arterielle Rekonstruktion schließlich wieder einem Rezidivverschluß, resultiert für den Patienten eine Überlagerung der ischämischen Gliedmaße mit einem sekundären Lymphödem. Auf dem venösen Sektor pfropft sich möglicherweise auf die präoperative Phlebostase sekundär noch eine postoperative Lymphostase auf. Diese Situationen müssen aber nicht nur als Summierung, sondern als Potenzierung von Gefäßerkrankungen gewertet werden.

Gefäßchirurgische Konsequenzen

Zugänge für gefäßchirurgische Zwecke sind nach lymphtopographischen Gesichtspunkten wenn möglich so zu legen, daß die ventromedialen Sammelrohrbündel ausgespart bleiben. Im Sinne einer *Zugangslymphologie* gilt diese Vorsichtsmaßregel (1)
· für arterielle/venöse Rekonstruktionen *und* Eingriffe am oberflächlichen Venensystem (Varizen), (Abb. 3a, b);
· bereits für Ersteingriffe, um den lymphostatischen Circulus vitiosus gar nicht in Bewegung zu setzen;
· mit besonderem Nachdruck für alle Eingriffe in der Leiste;
· generell für Eingriffe bei peripheren Infektsituationen, wo sie im Bewußtsein behalten werden muß, um möglicherweise schon chronisch vorgeschädigte lymphologische Transportelemente nicht zusätzlich noch chirurgisch zu schädigen.

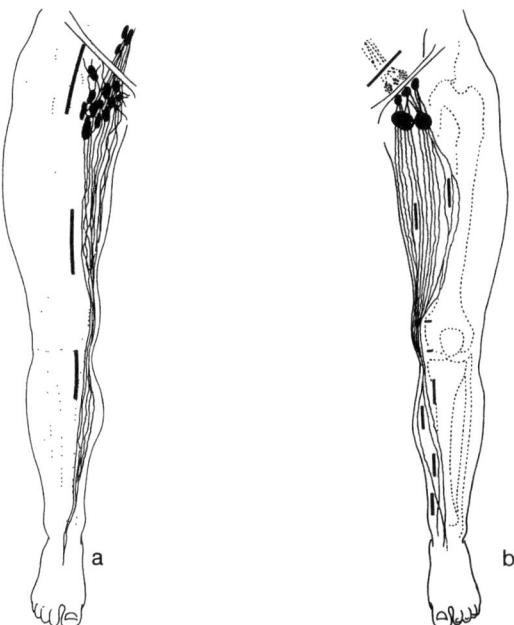

Abb. 3. a Schnittführung zur arteriellen und venösen Rekonstruktion unter lymphologischen Gesichtspunkten: Haut- und Subkutaninzision in der Leiste, am Ober- und Unterschenkel außerhalb des epifaszial verlaufenden ventromedialen Bündels; **b** Schnittführung in der Varizenchirurgie (V. saphena magna) unter lymphologischen Gesichtspunkten: der suprainguinale Hautschnitt zur Krossektomie liegt kranial des lymphologischen Engpasses in der Leiste und außerhalb der Leistenlymphknoten. Längsinzisionen an Ober-, Unterschenkel und Fuß entsprechend dem Verlauf der Sammelrohre. Querinzision aus kosmetischen Gründen nur im Bereich des Kniegelenks und des oberen Sprunggelenks.

Medikamentöse Konsequenzen

Medikamentöse Verordnungen sollten in lymphologischer Hinsicht folgende Voraussetzungen erfüllen (2);
· bereits antibakterielles Spektrum mit Wirksamkeit gegen grampositive, gramnegative und anaerobe Erreger;
· leichte Diffusion im Zwischenzellgewebe;
· Bindungsfähigkeit an hochmolekulare Proteine zur Sicherung ihrer Resorption im Lymphgefäßsystem;
· lange Halbwertszeit über Stunden zur Sicherung ihrer Wirksamkeit auch in Lymphgefäßen und Lymphknoten;
· langsame Resistenzentwicklung als Voraussetzung für eine Langzeitprophylaxe und -therapie.

Präparate, welche den größten Teil dieser infektlymphologischen Anforderungen erfüllen (ausführliche Darstellung bei 2), sind:

Peroral: Co-Trimoxazol
Intravenös: Ceftriaxon Amoxicillin/Clavulansäure, mit nicht spezifisch lymphotroper Resorption, indessen geeignet für Infektsituationen mit erfahrungsgemäß hoher Sepsisbelastung.

Praktische Schlußfolgerungen für Chemotherapeutika und Antibiotika

Perioperativ

Ceftriaxon (Rocephin 2 g i.v.) *vor* Hautschnitt als Einmal-Prophylaxe (single shot) bei
- arteriellen Rekonstruktionen im gangränösen Stadium IV;
- allen arteriellen und venösen Rekonstruktionen mit Kunststoff-Rohren;
- allen Eingriffen in der Leiste zu rekonstruktiven Zwecken an Arterien und tiefen Venen;
- allen Eingriffen im Rahmen trophischer Störungen bei chronischer venöser Insuffizienz;
- allen Eingriffen bei Patienten mit interdigitaler Fußmykose;
- Grenzzonenamputationen;
- hohen Amputationen.

Postoperativ

Co-Trimaxazol (Baktrim 2 × 1 forte) nach
- arteriellen Rekonstruktionen im gangränösen Stadium IV bis zum Abklingen der peripheren Infektlage;
- allen Grenzzonenamputationen langzeitig bis zur Stabilisierung der Wundverhältnisse;
- allen Eingriffen im Rahmen einer chronischen venösen Insuffizienz bis zur Stabilisierung der Hautverhältnisse;
- allen Eingriffen bei Patienten mit interdigitaler Fußmykose bis zur Stabilisierung der Hautverhältnisse.

Amoxicillin/Clavulansäure (3 × 2,2 g i.v. bis zu 10 Tage) nach Operationen wegen
- Plantarphlegmone;
- massiver Gangrän mit manifester Lymphangitis;
- Lymphzysten und Lymphfisteln.

Zusammenfassung

Lymphologische Gegebenheiten vermögen folgende Denkanstöße zur Modifizierung einzelner therapeutischer Schritte in der Gefäßchirurgie zu liefern:
- *Infektlymphologie* mit dem Hauptgesichtspunkt herdferner Kontamination lymphologischer Transportelemente;
- *Zugangslymphologie* mit dem Hauptgesichtspunkt topographischer Engpässe der Sammelrohrbündel insbesondere in der Leiste;
- *Pharmalymphologie* mit dem Hauptgesichtspunkt lymphotroper chemotherapeutischer oder antibiotischer Wirkung.

Die aufgeführten lymphologischen Horizonte erweitern unser Spektrum im therapeutischen Umgang mit erkrankten Transportgefäßen.

Literatur (mit ausführlicher Bibliographie)

1. Brunner U, Geroulanos St, Leu HJ (1988) Infektlymphologie und Zugangslymphologie – zwei neue Begriffe in der peripheren Gefäßchirurgie. VASA 17: 275–282
2. Geroulanos St, Brunner U (1991) Antibiotikaprophylaxe und -therapie in der Gefäßchirurgie. In Vorbereitung

Prof. Dr. U. Brunner, Abteilung für periphere Gefäßchirurgie, Department Chirurgie, Universitätsspital Zürich, Sonneggstraße 6, CH-8091 Zürich

Stellenwert nuklearmedizinischer Verfahren in der Diagnostik des tiefen Weichteilinfektes in der Gefäßchirurgie – Granulozytenszintigraphie

M. Cordes[1], W. Hepp[2], M. Langer[1]

Radiologische[1] und Chirurgische[2] Klinik und Poliklinik, Universitätsklinikum Rudolf Virchow, Freie Universität Berlin, Standort Charlottenburg

Einleitung

Zum Nachweis von Infekten stellt die Szintigraphie mit radioaktiv markierten autologen Leukozyten eine etablierte Methode dar. Hierbei ist jedoch die Separierung sogenannter Granulozytenfraktionen aus dem Vollblut von Patienten schwierig und zeitraubend und nur in spezialisierten Laboratorien möglich. Die Durchführung eines Vitalitätstestes stellt eine zusätzliche Restriktion dar.

Ein weiteres szintigraphisches Verfahren ist die Untersuchung mit ^{67}Galliumzitrat, das in entzündlichen Läsionen angereichert wird. Diese Methode findet jedoch im Abdominalbereich – wegen der physiologischen Sekretion in den Dickdarm und den damit verbundenen störenden Überlagerungen – nur eingeschränkte Anwendung.

Ein neues Verfahren ist die Granulozytenszintigraphie mit einem gegen das Glykoprotein NCA-95 auf humanen Granulozyten gerichteten, murinen Antikörper, der mit ^{123}Iod markierbar ist.

Ziel dieser Untersuchung war es, die Sensitivität und Spezifität der Granulozytenszintigraphie unter Verwendung des ^{123}Iod-markierten Antikörpers gegen NCA-95 bei infizierten Gefäßprothesen zu prüfen.

Patienten und Methoden

Von November 1988 bis März 1990 wurden insgesamt 30 Granulozytenszintigraphien bei 17 Patienten (14 männliche, 3 weibliche; Durchschnittsalter 66 Jahre) durchgeführt, bei denen der klinische Verdacht auf eine Infektion der Gefäßprothese bestand. Der gefäßchirurgische Eingriff lag zum Zeitpunkt der nuklearmedizinischen Untersuchung 14 Tage bis 3 Jahre (Median: 4 Wochen) zurück.

Nach Patientenaufklärung und vorheriger Blockade der Schilddrüse mit 300 mg Na-Perchlorat wurden 111 MBq ^{123}Iod-markierter Antigranulozyten-Antikörper verabreicht. Bei anamnestisch bekannten allergischen Reaktionen bzw. bei wiederholter Granulozytenszintigraphie wurde prophylaktisch ein Antihistaminikum (z. B. Fenistil 8 mg i.v.) 10 min. vor Applikation des Radiodiagnostikums injiziert. Die Applikation des Radiodiagnostikums wurde von allen Patienten komplikationslos vertragen.

Szintigraphische Aufnahmen wurden in multiregionaler planarer Technik 4 Stunden und 24 Stunden p.i. durchgeführt. Das Szintigramm wurde als positiv beurteilt, wenn die im Bereich der Gefäßprothese zu beobachtende Anreicherung in der Frühaufnahme (4 Stunden p.i.) oberhalb der Bloodpoolaktivität und in der Spätaufnahme (24 Stunden p.i.) oberhalb der Knochenmarkaktivität lag.

Computertomographische Untersuchungen der betreffenden Regionen, die in einem zeitlichen Abstand von ± 7 Tagen zur Granulozytenszintigraphie durchgeführt worden waren, konnten zum Vergleich mit in die Studie einbezogen werden.

Die Diagnosesicherung erfolgte durch mikrobiellen Erregernachweis nach Explantation der Gefäßprothese bzw. Aspirationszytologie sowie anhand der Bestimmung der biochemischen Entzündungsparameter unter Beachtung des klinischen Verlaufs.

Ergebnisse

Es wurden insgesamt 30 Granulozytenszintigraphien bei 17 Patienten durchgeführt und mit 12 Computertomographien (CT) korreliert. Bei 13 der 30 szintigraphischen Untersuchungen konnte die Granulozytenszintigraphie im Bereich eines Teils oder im Verlauf der gesamten Gefäßprothese eine Infektion nachweisen.

In 5 von 13 szintigraphisch positiven Untersuchungen zeigte die CT unter Kontrastmittelgabe ebenfalls einen positiven Befund mit aufgetriebener Psoasmuskulatur, Lufteinschlüssen oder perivaskulärem Flüssigkeitssaum sowie deutlichem Kontrastmittelenhancement. In einem anderen Fall war der CT-Befund (ohne Kontrastmittelgabe) negativ, und es zeigte sich in der Szintigraphie eine nichtsignifikante Aktivitätsanreicherung in einem Teil des langstreckig verlaufenden Gefäßbypass. Bei diesem Patienten konnte der entzündliche Prozeß des im subkutanen Fettgewebe implantierten Gefäßinterponats zwei Tage später klinisch und bakteriologisch diagnostiziert werden. Spätere szintigraphische Verlaufskontrollen ließen den entzündlichen Prozeß durch eine Mehranreicherung erkennen, so daß der initiale Befund als falsch negativ gewertet wurde.

In keiner der Untersuchungen fand sich ein positiver CT-Befund bei negativem szintigraphischem Befund.

Bei 10 der verbliebenen 14 szintigraphischen Untersuchungen zeigten sich keine Mehranreicherungen im Bypassverlauf. Die in vier Fällen ebenfalls durchgeführte Computertomographie zeigte gleichfalls einen negativen Befund. Auch klinisch ergab der weitere Krankheitsverlauf keinen Hinweis auf eine Protheseninfektion.

In drei Fällen ließen Mehranreicherungen zum Untersuchungszeitpunkt eine Differenzierung zwischen einer granulozytären Demarkierungsreaktion, wie sie im Rahmen der Wundheilung erwartet werden darf, und einer beginnenden Entzündung nicht sicher zu. Bei zwei weiteren Fällen fanden sich szintigraphisch Mehranreicherungen, die einen Infekt nicht ausschließen ließen, jedoch durch ein die Gefäßprothese umgebendes, nichtinfiziertes Hämatom verursacht waren. Der Hämatomnachweis konnte dabei in einem Fall computertomographisch gesichert werden.

In dem anderen Fall eines ausgedehnten Nahtaneurysmas war die CT bezüglich eines begleitenden Hämatoms inkonklusiv. Der Nachweis wurde hier intraoperativ erbracht.

In einem Fall war szintigraphisch in Position der Gefäßprothese eine Mehranreicherung nachweisbar, die intraoperativ einem infizierten Fistelkanal entsprach, ohne daß der Infekt die Prothese einschloß. Computertomographisch zeigte sich ebenfalls nur der Fistelkanal. Zeichen eines Protheseninfektes bestanden nicht.

Insgesamt ergibt sich für die Granulozytenszintigraphie folgendes Bild:
- Zahl der Untersuchungen: n = 30
- richtig positive: n = 13
- richtig negative: n = 10
- falsch positive: n = 6
- falsch negative: n = 1

Hieraus errechnet sich eine Sensitivität von 93% und eine Spezifität von 62,5% für die Granulozytenszintigraphie.

Die Computertomographie zeigt folgende Ergebnisse:
Zahl der Untersuchungen: n = 12
- richtig positive: n = 5
- richtig negative: n = 6
- falsch positive: n = 0
- falsch negative: n = 1

Aus den Werten errechnet sich eine Sensitivität von 83% und eine Spezifität von 100% für die Computertomographie.

Diskussion

Obwohl die Gefäßprotheseninfektion im allgemeinen von den meisten Autoren mit 2–6% niedrig eingeschätzt wird (2), schwankt die Letalität je nach Autor zwischen 25 und 75% (3). Hieraus leitet sich die Forderung ab, zu einem möglichst frühen Zeitpunkt mit der adäquaten Therapie beginnen zu können. Die Szintigraphie mit radioaktiv markierten autologen Leukozyten hat erfolgversprechende Ergebnisse hervorgebracht, wenn es darum ging, einen entzündlichen Prozeß nachzuweisen (1, 7, 9, 13). Vorausgegangene Studien haben unter Verwendung von ^{123}Iod-markierten monoklonalen Antikörpern gegen NCA-95 bei Infekten die besonders gute Bildqualität, die leichte Applikation dieser Substanz und die hohe Sensitivität belegen können (3, 8, 10, 11).

Die vorliegenden Ergebnisse zeigen, daß in 13 von 30 Untersuchungen ein Gefäßprotheseninfekt diagnostiziert werden konnte. Erhöhte BSG- und Leukozytenzahlen ergaben zwar den klinischen Verdacht auf eine Infektion, konnten aber naturgemäß den Infektionsort nicht lokalisieren. Auch die CT konnte in einem Fall mit positiver Szintigraphie nicht zur Infektdiagnostik beitragen, da aufgrund einer gleichzeitig vorliegenden kompensierten Niereninsuffizienz auf eine Kontrastmittelgabe verzichtet wurde. Das als relativ zuverlässig geltende Zeichen des perivaskulären Kontrastmittelenhancement – bei nachgewiesenen perivaskulären liquiden Strukturen – konnte hier diagnostisch nicht geprüft werden (14).

Auch das spezifische CT-Kriterium, die Lufteinschlüsse, sind je nach Autor nicht obligat nachweisbar (4, 6, 12).

Der außerordentliche Vorteil der Granulozytenszintigraphie gegenüber der Computertomographie ist darin zu sehen, daß das nuklearmedizinische Verfahren die Infektausdehnung in ihrer gesamten Länge darzustellen vermag.

Als Nachteil der Granulozytenszintigraphie muß angesehen werden, daß die Ergebnisse nicht früher als vier Stunden, spätestens jedoch 24 Stunden nach der Untersuchung vorliegen.

Nach unserer Einschätzung sollte bei radiologisch fraglichem Befund vor einer gezielten Punktion unter Ultraschall- oder CT-Kontrolle eine nuklearmedizinische Untersuchung mit dem monoklonalen Granulozytenantikörper durchgeführt werden. Falsch positive Befunde sind bei in Organisation befindlichen perivaskulären Hämatomen bzw. bei granulozytären Demarkierungsreaktionen während des physiologischen Heilungsverlaufes in den ersten Wochen nach einer Operation möglich. Hier kann nur eine Verlaufskontrolle Klarheit bringen. Die Diagnostik des Frühinfektes (bis vier Wochen post operationem) kann deshalb differentialdiagnostisch unsicher sein. Der Nachweis eines Spätinfektes hingegen ist mit der Granulozytenszintigraphie sicher möglich.

Zusammenfassung

Ziel der Untersuchung war es, die Sensitivität und Spezifität der Granulozytenszintigraphie mittels ^{123}Iod-markiertem monoklonalem Antikörper NCA-95 gegen Granulozytenmembranantigene in der Diagnostik des tiefen Weichteilinfektes in der Gefäßchirurgie zu prüfen.

Gegenübergestellt wurden die Ergebnisse der Computertomographie sowie die operativen und mikrobiellen Resultate.

Insgesamt wurden 30 Granulozytenszintigraphien bei 17 Patienten durchgeführt, die mit einem allogenen Gefäßimplantat versorgt wurden und bei denen der klinische Verdacht auf einen Protheseninfekt bestand. Die szintigraphischen Aufnahmen wurden 4 Stunden und 24 Stunden p.i. angefertigt.

Bei zwölf Patienten lagen computertomographische Untersuchungen vor, die mit einem zeitlichen Abstand von ± 7 Tagen, bezogen auf den Zeitpunkt der Injektion des radioaktiv markierten monoklonalen Antikörpers, erfolgten.

In dreizehn Fällen konnte szintigraphisch ein Gefäßprotheseninfekt diagnostiziert und in zehn Fällen ausgeschlossen werden. Falsch positive Befunde fanden sich in sechs Fällen. Falsch negative Resultate ergaben sich bei einem der untersuchten Patienten. Somit ergibt sich für die Granulozytenszintigraphie eine Sensitivität von 93% und eine Spezifität von 62,5%.

Die Granulozytenszintigraphie unter Verwendung des ^{123}Iod-markierten monoklonalen Antikörpers NCA-95 gegen Granulozytenmembranantigene war in allen Fällen sicher und zuverlässig. Nebenwirkungen oder Komplikationen wurden nicht beobachtet.

Die Diagnose eines Gefäßprotheseninfektes gelingt mit der Granulozytenszintigraphie mit hoher Sensitivität. Bei der Diagnostik des Frühinfektes muß bei positiven Befunden auch an granulozytäre Demarkierungsreaktionen im Rahmen der physiologischen Wundheilung und an Granulozytenmigration in perivaskuläre Hämatome gedacht werden. Unspezifische Granulozytenanreicherungen sind bei Spätinfekten hingegen nicht beobachtet worden.

Literatur

1. Brunner MC, Mitchell RS, Baldwin JC (1986) Prosthetic graft infection: Limitations of white blood cell scanning. J Vasc Surg 3: 42–48
2. Bunt TJ (1986) The management of infected grafts in reconstructive vascular surgery. Thorac Cardiovasc Surg 34: 265–268
3. Cordes M, Hunger J, Thierse K, Kaminsky S, Franke J, Keske U, Felix R (1989) Active osteomyelitis: comparison of J-123 granuloszint and magnetic resonance imaging. Proceedings of the 5th Böttstein Colloquium, Würenlingen/Villingen, Switzerland pp. 78–81
4. Haaga JR, Balduin GN, Reich NE, Beven E, Kramer A, Weinstein A, Havrilla TR, Seidelmann FE, Namba AH, Parrish CM (1978) CT detection of infected synthetic grafts: preliminary report of a new sign. Am J. Roentgenol. 131: 137–320
5. Hepp W, Schulze T (1986) The management of infected grafts in reconstructive vascular surgery. Thorac Cardiovasc Surg 34: 265–268
6. Hilton S, Megibow AJ, Naidich DP, Bosniak MA (1982) Computed tomography of the postoperative abdominal aorta. Radiology 145: 404–407
7. Lawrence PE, Dries DJ, Alazraki N, Albo D (1985) Indium 111-labeled leukocyte scanning for detection of prosthetic vascular graft infection. J Vasc Surg 2: 165–173
8. Locher JT, Seybold K, Andres RY, Schubinger PA, Mach JP, Buchegger F (1986) Imaging of inflammatory and infectious lesions after injection of radiojodinated monoclonal antigranulocytes antibodies. Nucl Med Comm 7: 659–670
9. Serota A, Williams RA, Rose JG, Wilson SE (1981) Uptake of radiolabeled leukocytes in prosthetic graft infection. Surgery 90: 35–40
10. Seybold K (1988) Szintigraphische Infektdiagnostik mit monoklonalen Antigranulozyten-Antikörpern. Nuklearmediziner 11: 101–108
11. Seybold K, Locher JT, Coosemanns C, Andres RY, Schubiger PR, Bläuenstein P (1988) Immunoscintigraphic localization of inflammatory lesions: clinical experiences. Eur J Nucl Med 13: 587–593
12. Vogelzang RL, Limpert JD, Yao JST (1987) Detection of CT and angiography. Am J Roentgenol 148: 819–823
13. Vorne M, Laitinen TJ, Lehtonen J, Soini I, Toivio I, Mokka R (1989) 99 m Tc-leukocyte scintigraphy in prosthetic vascular graft infections. Nucl Med 28: 95–99
14. Zwicker C, Langer M, Cordes M, Langer R, Hepp W, Felix R (1987) Postoperative computertomographische Kontrolle nach allogenem Gefäßersatz. Digit Bilddiagn 148: 819–823

Dr. med. M. Cordes, Radiologische Klinik und Poliklinik, Universitätsklinikum Rudolf Virchow, Standort Charlottenburg, Freie Universität Berlin, Spandauer Damm 130, W-1000 Berlin 19

Wundinfekt und septische Komplikationen – daran denken und sofort handeln!

H. Hamann

Gefäßchirurgische Klinik, Kreiskrankenhaus Leonberg

Einleitung

Anders als in der Allgemein- und Unfallchirurgie stellt in der Gefäßchirurgie schon eine *oberflächliche Wundinfektion* eine potentielle *vitale Bedrohung* für den Operierten dar (Tabelle 1). Bei Einbeziehung eines Gefäßtransplantats in den Infekt und den klinischen Zeichen einer Bakteriämie bzw. Sepsis liegt die Gesamtletalität trotz der Verfügbarkeit hochwirksamer Antibiotika nach wie vor zwischen 30 und 50%, nach Rekonstruktionen an der thorakalen oder abdominellen Aorta beträgt sie sogar bis zu 75% (4, 6).

Infektlokalisation und -genese

Neben der konsequenten Durchführung der in Tabelle 2 aufgelisteten *prophylaktischen Maßnahmen* kommt daher der *Früherkennung* und *Frühbehandlung* von septischen Komplikationen nach rekonstruktiven Eingriffen eine besondere Bedeutung zu. Die Diagnostik ist vornehmlich eine klinische: Entscheidend ist das „daran denken"!

Das Gros, nämlich über 90% aller septischen Komplikationen manifestiert sich im Bereich von Gefäßanastomosen und Gefäßtransplantaten. Sie sind meist Folge einer zum Zeitpunkt der Operation erfolgten Kontamination des Operationsgebietes durch die Hände des Chirurgen oder durch Hautkeime des Patienten.

Seltener ist der lymphogene Infektionsweg, der besonders bei Exposition der Leistenbeuge und der Kniekehle in Präsenz einer infizierten akralen Nekrose –

Tabelle 1. Klassifikation von Wundinfekten nach gefäßchirurgischen Eingriffen

Grad 1 = auf der Haut beschränkte Infektion	*Therapie:* Lokale Wundbehandlung (Wundspreizung, mechan. Reinigung usw.)
Grad 2 = Infektion des subkutanen Fettgewebes	
Grad 3 = Infektion mit Beteiligung der Gefäßrekonstruktion	*Therapie:* aseptische Umgehungsoperation

Tabelle 2. Maßnahmen zur Vermeidung septischer Komplikationen in der Gefäßchirurgie

1. Chemische Epilation mit anschließendem antiseptischem Duschbad
2. Lymphbahnschonende Schnittführung
3. Rein instrumentelles, gewebeschonendes Operieren
4. Redondrainage für 24 bis 48 Stunden
5. Wundfrühkontrolle (< 24 Stunden)
6. Antibiotika: – nur selektiv bei Rezidiv- und zeitraubenden Zweihöhleneingriffen
   – bei potentiell infiziertem Operationsgebiet
   – bei Streuherden wie infizierten akralen Nekrosen oder konkomitierenden Infekten
   – bei offenen Gefäßverletzungen.

d. h. im Stadium IV der arteriellen Verschlußkrankheit – in Betracht zu ziehen ist (1).

Eine passagere perioperative Bakteriämie in Anwesenheit eines potentiellen Infektionsherdes kann einerseits von sich aus zu einer manifesten Sepsis führen, andererseits kann sie auch eine hämatogene Keimbesiedlung von Gefäßtransplantaten zur Folge haben, die ihrerseits wiederum eine schwere Sepsis zu verursachen vermag (2).

Häufigste Ausgangspunkte für einen derartigen Infektionsmodus sind der Blasenkatheterismus mit Erosion der Schleimhaut, ein tracheobronchialer Infekt bei Langzeitbeatmung und die Plazierung intravasaler Katheter für diagnostische und therapeutische Zwecke.

Diagnostik

Die Erkrankung eines oberflächlichen Wundinfekts bereitet kaum jemals Schwierigkeiten, da die klassischen lokalen Entzündungszeichen wie Rötung, Schwellung, Schmerz und Temperaturerhöhung im Gliedmaßenbereich und bei subkutaner Ausbreitung nur selten vermißt werden (Tabelle 3). Differentialdiagnostisch sind

Tabelle 3. Symptome beim oberflächlichen und tiefen Wundinfekt nach Gefäßrekonstruktionen

Symptome	Wundinfektion	
	oberflächlich	tief
Lokale („klassische") Entzündungszeichen (Rötung, Schwellung, Schmerz, Sekretabsonderung)	+++	(+)
Lokale Gefäßkomplikationen – Blutung – falsches Aneurysma – Thrombose	Ø	+++
Septische Allgemeininfektion	(+)	+++

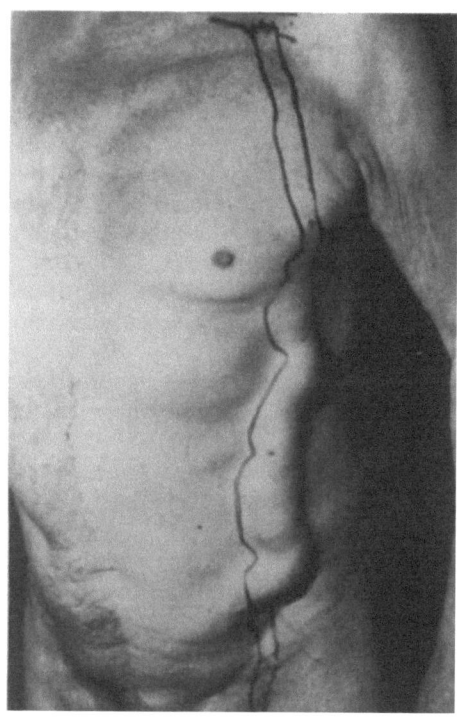

Abb. 1. Perigraftreaktion (abakterielle Flüssigkeitsansammlung um das Kunststofftransplantat – sog. „schwimmende Prothese"), vier Wochen nach axillofemoralem Bypass

hierbei vor allem ein ausgedehntes *Wundhämatom,* ein *Lymphextravasat* oder eine *Perigraftreaktion* abzugrenzen (Abb. 1).

Zum Nachweis der *Infektausdehnung* ist beim oberflächlichen Infekt die Wundspreizung und Sondierung der Operationswunde unerläßlich (Tabelle 4). Die Entnahme eines Wundabstrichs ist obligat. Bei septischen Allgemeinerscheinungen müssen Blutkulturen angelegt werden.

Diese Maßnahmen erlauben in den meisten Fällen eine Entscheidung darüber, ob eine konservative oder aggressiv chirurgische Weiterbehandlung angezeigt ist, um die Extremität bzw. das Leben des Patienten nicht in Gefahr zu bringen.

Ein meist anderes klinisches Bild kennzeichnet die *tiefe Wundinfektion,* d. h. eine solche im subfaszialen oder retroperitonealen Raum. Lokale Entzündungszeichen fehlen im Frühstadium einer tiefen Wundinfektion fast regelmäßig. Im Gliedmaßenbereich kann es durch Kompression der benachbarten Vene zur ödematösen Anschwellung in der Peripherie kommen.

Tabelle 4. Diagnostische Maßnahmen bei septischen Komplikationen in der Gefäßchirurgie

	– Punktion
	– Wundspreizung
	– Antibiogramm
Lokal:	– Arteriogramm (bei V.a. falsches Aneurysma bzw. thrombotischem Verschluß)
Allgemein:	– Blutkultur
	– Ausschluß anderer Infektionsherde (Harnwege?, Lunge?)

Der *retroperitoneale* Infekt kann über Tage und Wochen hinweg larviert verlaufen und damit erhebliche diagnostische Schwierigkeiten aufwerfen. Suspekt sind remittierende septische Temperaturen. Gelegentlich findet sich ein dumpfes Spannungs- und Druckgefühl in der Tiefe der Gliedmaßen oder in der linken Flanke.

Wichtige Hinweise für das Vorliegen einer retroperitonealen Infektion sind der Nachweis von Luft oder Flüssigkeitsansammlungen um die Gefäßprothese im Sonogramm oder Computertomogramm, ein ausgeweitetes Nierenbecken beim intravenösen Urogramm und ein verwaschener Psoasschatten (Abb. 2).

Nuklearmedizinische Methoden zur Infektlokalisation, wie z. B. die Szintigraphie mit Indium-111-markierten Granulozyten, haben hinsichtlich Sensitivität und Spezifität enttäuscht.

Die oberflächlichen Weichteilschichten lassen beim subfaszialen oder retroperitonealen Infekt häufig erst nach einem mehr oder weniger langen Zeitintervall die klassischen Entzündungszeichen erkennen.

Gelegentlich kann der Nachweis eines tiefen Wundinfekts durch konkomitierende andere Infektionsquellen, z. B. durch Lungen- oder Harnwegsinfekte, erschwert sein.

Häufig manifestiert sich ein tiefer Wundinfekt klinisch erst durch sekundäre Gefäßkomplikationen (3) wie Blutung, falsches Aneurysma oder thrombotischen Frühverschluß sowie Symptome der Septikämie (Abb. 3).

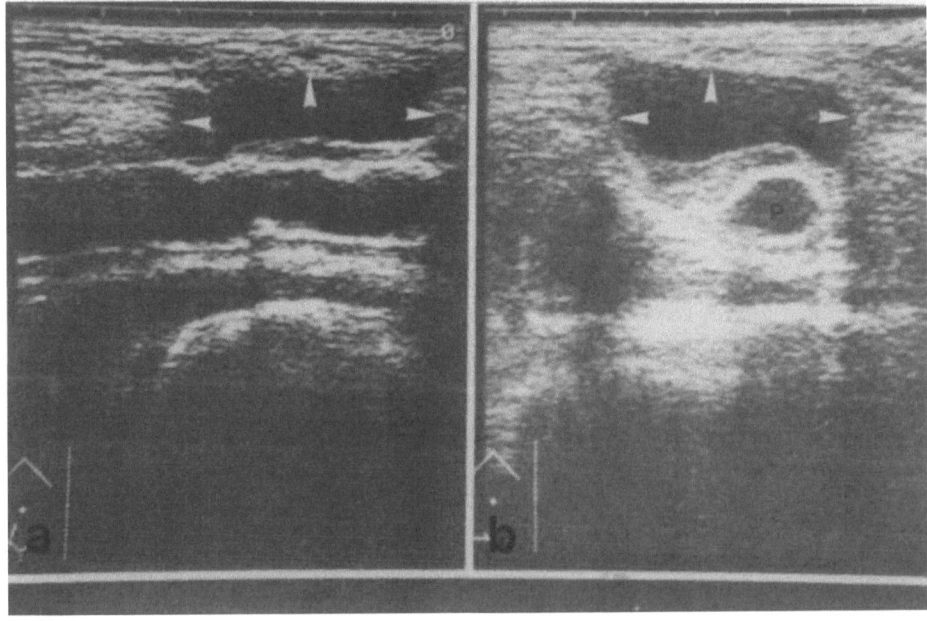

Abb. 2. 62jähriger Patient mit remittierenden septischen Temperaturen, Leukozytose, BKS-Erhöhung 10 Tage nach aortofemoralem Bifurkationsbypass. Sonographischer Nachweis eines retroperitonealen Abszesses (Pfeile) entlang dem linken Prothesenschenkel *(P)*. **a** Längsschnitt, **b** Querschnitt

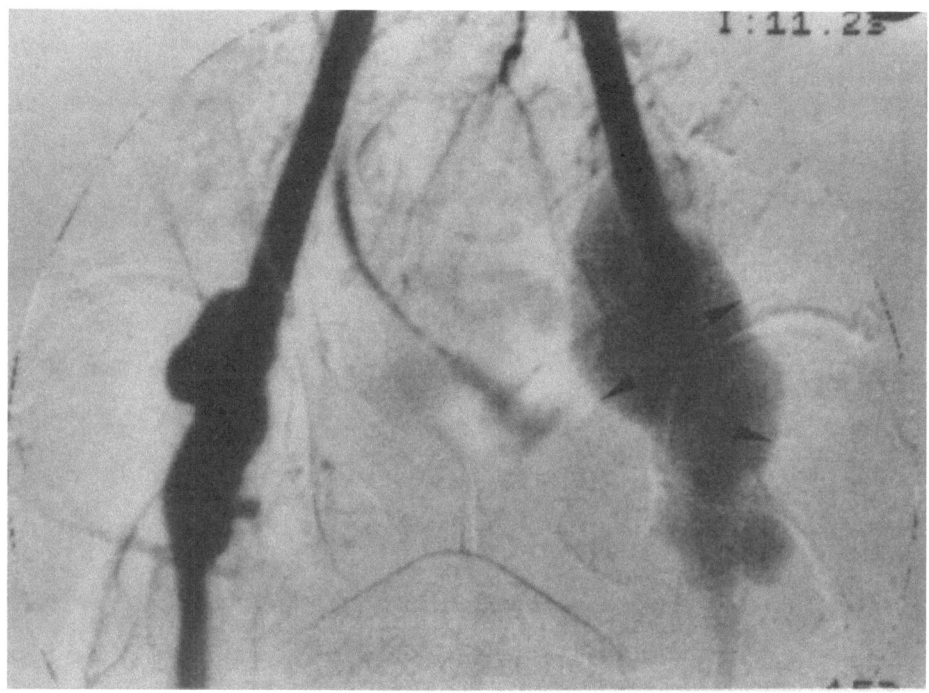

Abb. 3. Digitale Subtraktionsangiographie nach aortofemoralem Bifurkationsbypass: falsche Aneurysmata im Bereich beider Leisten mit Kontrastmittelaustritt entlang dem linken Prothesenschenkel

Zusammenfassung

1. *Septische Allgemeininfektionen* nehmen in der rekonstruktiven Gefäßchirurgie ihren Ausgang praktisch immer von einem *Wundinfekt*, der nicht frühzeitig eröffnet und saniert worden ist (Abb. 4).
2. Die Kenntnis des klinischen Bildes, besonders der larviert verlaufenden tiefen Wundinfektion, ist von ausschlaggebender Bedeutung für die *Frühdiagnose*.

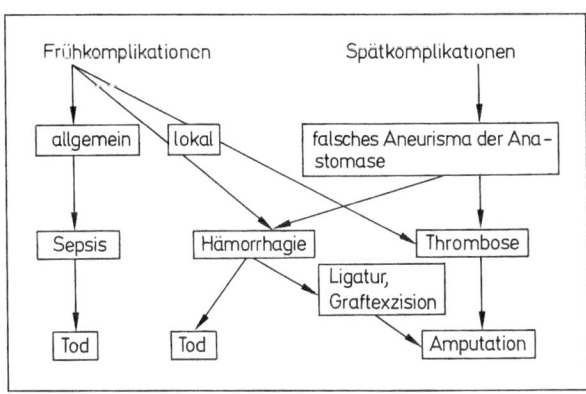

Abb. 4. Septische Früh- und Spätkomplikationen nach gefäßchirurgischen Eingriffen

3. Die nach wie vor hohe Letalität von 30–50% bei tiefen Wundinfekten macht eine Neuorientierung in Richtung auf eine *frühzeitige chirurgische Ausschaltung* des Infektionsherdes notwendig. Die Frühdiagnose stellt im Verein mit der Beurteilung des klinischen Bildes die entscheidende Voraussetzung für ein derartiges Behandlungskonzept dar.

Literatur

1. Goldstone J, Effenny A (1980) Prevention of arterial graft infections. Grune & Stratton, Orlando pp 491
2. Greko RS, Harvery D (1982) The role of antibiotic bonding in the prevention of vascular prosthetic infection. Ann Surg 195: 168
3. Koning J, van Dongen RJAM (1981) Treatment of infection after arterial reconstructive procedures. J Cardiovasc Surg 22: 291
4. Koning J, Barwegen MGMH, van Berge Henegouwen P (1980) Die Behandlung von Infektionen nach arteriellen Gefäßrekonstruktionen. Angio 2: 269
5. Szilagyi DE, Smith RF, Elliott JP, Vrandecic MP (1972) Infection in arterial reconstruction with synthetic grafts. Ann Surg 176: 321
6. Vollmar JF, Hepp W, Voss EU (1981) Das infizierte Gefäßtransplantat – Entfernung oder Erhaltung? Akt. chir 16: 86

Prof. Dr. H. Hamann, Gefäßchirurgische Klinik am Kreiskrankenhaus Leonberg, Rutesheimer Str. 50, 7250 Leonberg

Diagnostik und Behandlung der „perigraft reaction" bei gefäßchirurgischen Implantaten

P. Dé, C. Pallua, W. Hepp

Chirurgische Klinik und Poliklinik, Universitätsklinikum Rudolf Virchow, Standort Charlottenburg, Freie Universität Berlin

Einleitung

Die „perigraft reaction" oder auch biologische Unverträglichkeit nach Kunststoffbypass stellt in der Gefäßchirurgie eine außerordentlich seltene, aber ernste Komplikation dar. Nach jüngsten Mitteilungen der Ulmer Gruppe tritt sie bei der Dacronprothese mit einer Häufigkeit von 8,6‰ und beim PTFE-Bypass zu 6,6‰ auf, insgesamt sind 8,1‰ der Patienten davon betroffen.

Bezüglich der Ätiologie, die bis heute nicht sicher geklärt ist, haben sich zwei Theorien etabliert: die der Transsudation aus dem Lumen in die Umgebung bei poröser Prothese und die der Exsudation aus der umgebenden Kapsel bei ungenügender Protheseneinheilung (2, 10, 12). Man kann davon ausgehen, daß bis heute weit über 3 Millionen Gefäßprothesen beim Menschen implantiert wurden. Die erste „perigraft reaction" wurde von Kaupp et al. (7) 1979 beschrieben. Mittlerweile liegen mehr als 300 publizierte Beobachtungen vor.

Die Komplikation tritt fast ausschließlich als Spätkomplikation nach Monaten und Jahren auf (4, 7). Der früheste beobachtete Zeitpunkt betrug einen Monat nach der Voroperation (1). Oberflächlich gelegene Transplantate sind mit drei Viertel wesentlich häufiger betroffen als tiefer plazierte Gefäßprothesen (8). Hierbei ist es allerdings nicht auszuschließen, daß viele dieser Komplikationen bei tiefer Prothesenlage der Diagnostik entgehen können, während die oberflächlich gelegenen Kunststoffprothesen bereits inspektorisch oder bei der körperlichen Untersuchung auffällig erscheinen.

Der Diagnostik ist deshalb besondere Bedeutung beizumessen, weil diese Komplikation sicher und rechtzeitig differentialdiagnostisch vom infizierten Gefäßtransplantat unterschieden werden muß. Dies liegt darin begründet, daß das therapeutische Vorgehen bei beiden Komplikationen grundlegend anders ist.

Diagnostik

Die oberflächlich gelegenen Transplantate fallen durch eine lokalisierte oder langstreckige, fluktuierende, schmerzlose Schwellung entlang der Prothese auf (Abb. 1). Diese ist bereits ein wichtiges differentialdiagnostisches Kriterium

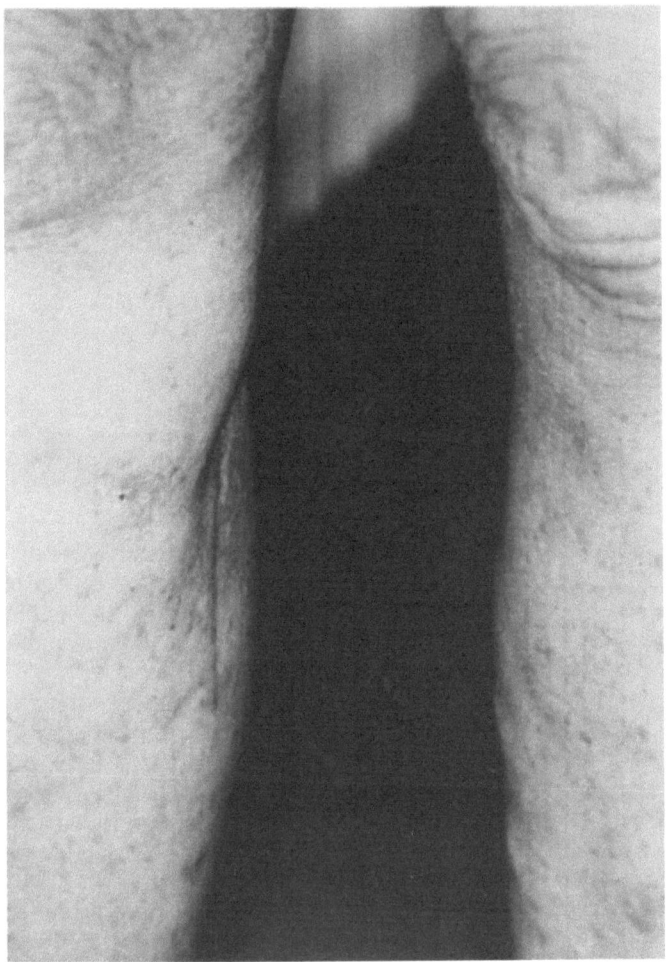

Abb. 1. H. R., w., geb. 10.02.1921: fluktuierende Schwellung im Kniebereich und proximalen Unterschenkel bei Zustand nach distalem femoropoplitealem PTFE-Bypass rechts

im Gegensatz zum tiefen Wundinfekt, dennoch sind bei uns auch infizierte Gefäßtransplantate mit Eiterumspülung ohne lokalen Druckschmerz vorgekommen. Das Zeichen „swimming graft" ist für diese Komplikation typisch. Die Prothese läßt sich zwischen Daumen und Zeigefinger in der flüssigkeitsgefüllten Höhle frei bewegen. An apparativer Diagnostik kommen das Sonogramm und die Computertomographie hinzu, wobei letztere das gesamte Ausmaß wesentlich exakter darstellen kann. Zur Abgrenzung gegen die infizierte Gefäßprothese hat sich bei uns in den letzten zwei Jahren die Granulozytenszintigraphie bewährt (3). Hierbei wird ein gegen das Epitop NCA-95 gerichteter monoklonaler Antikörper verwendet, der mit ^{123}I als Tracer markiert war. Aus logistischen Gründen wurde zwischenzeitlich auf einen ^{99}Technetium-markierten Antikörper gegen dasselbe Epitop umgestellt. Unsere bisherigen Erfahrungen mit der Methode zeigten eine hohe Treffsicherheit beim Spätinfekt, d. h. jenseits der 4. bis 6. Woche nach

Operation (3). Falsch negative Befunde traten hier nicht auf. Wir messen daher dieser szintigraphischen Methode bei der Differentialdiagnostik der "perigraft reaction" eine außerordentlich hohe Bedeutung bei.

Die Therapie besteht in der Auswechselung der Kunststoffprothese gegen eine Prothese anderen Materials: Betroffene Dacronprothesen werden durch PTFE-Prothesen ausgetauscht und umgekehrt. Unter dieser Maßnahme kam es bis auf einen in der Literatur berichteten Patienten immer zur Ausheilung (4). Die Auswechslung gegen eine Prothese gleichen Typs hatte zu einem hohen Prozentsatz Rezidive zur Folge (10). Ist die Prothese nicht vollständig umspült, so ist auch ein subtotaler Transplantataustausch gerechtfertigt, wie wir es auch selbst beobachten konnten (4, 5). Dies wird zuvor durch die Computertomographie, aber letztendlich intraoperationem festgelegt.

Patienten, Behandlung, Ergebnisse

Im folgenden soll über die eigenen Erfahrungen berichtet werden. Seit 1982 trat diese Komplikation als Spätkomplikation bei fünf Patienten auf: Voroperationen waren einmal ein supragenualer poplitealer Bypass, zweimal ein infragenualer Bypass, einmal ein Obturatorbypass mit distaler Anastomose auf die distale A. poplitea und einmal eine Y-Prothese und ipsilateraler femoropoplitealer Bypass. Bei vier dieser Patienten hat sicher eine „perigraft reaction" vorgelegen. Bei der letzten Patientin kann dies letztlich in Anbetracht des Verlaufes nur vermutet werden. Drei Implantate waren extranatomisch gelegen.

Die erste Patientin (H. R., w., geb. 10.02.1921) soll etwas ausführlicher dargestellt werden. Die 66 Jahre alte Patientin wurde wegen einer medialseitig am distalen Oberschenkel und proximalen Unterschenkel gelegenen Schwellung zugewiesen. Zehn Wochen zuvor hatte sie in einem anderen Krankenhaus einen distalen femoropoplitealen PTFE-Bypass erhalten. Dies war in einem Zeitabschnitt von acht Jahren die dritte Bypassoperation an diesem Bein; das Transplantat lag subkutan. Die Patientin wurde nach der Voroperation schmerzfrei bezüglich ihrer Claudicatiosymptomatik. Klinisch stellten wir einen fluktuierenden, schmerzlosen Tumor in einer Größe von 4 × 10 cm fest ohne systemische oder lokale Infektionszeichen (Abb. 1). Der subkutan liegende Bypass war palpabel und zeigte das typische Zeichen des „swimming graft". Die Angiographie (i.v.- und i.a.-Feinnadel-DSA vom 25.9.1987) ergab ein unauffälliges aortoiliakales Segment mit freier Perfusion durch den Bypass und eine allenfalls diskrete distale Anastomosenstenose (Abb. 2). Die Unterschenkelarterien waren mit Ausnahme der Tibialis anterior langstreckig perfundiert. Die Computertomographie ergab ein ausgedehntes Perivasat, das den Bypass mit Ausnahme des Bezirkes der oberen Anastomose und der anhängenden Strecke völlig umgab (Abb. 3a, b). Die Punktion ergab eine klare, leicht bernsteinfarbene Flüssigkeit ohne Infektnachweis. Zytologisch zeigte sich lediglich eine deutliche Vermehrung von eosinophilen Granulozyten. Die Granulozytenszintigraphie stand zu diesem Zeitpunkt noch nicht zur Verfügung. Die Korrekturoperation (02.11.1987) bestätigte den zuvor erhobenen Befund. Die Prothese lag völlig frei in dieser langstreckigen zystischen Deformation (Abb. 4). Die PTFE-Prothese wurde einschließlich der distalen Anastomose subtotal ausgetauscht gegen eine extern verstärkte Dacronprothese. Die zentrale Anastomose wurde knapp unterhalb der alten Anastomose End-

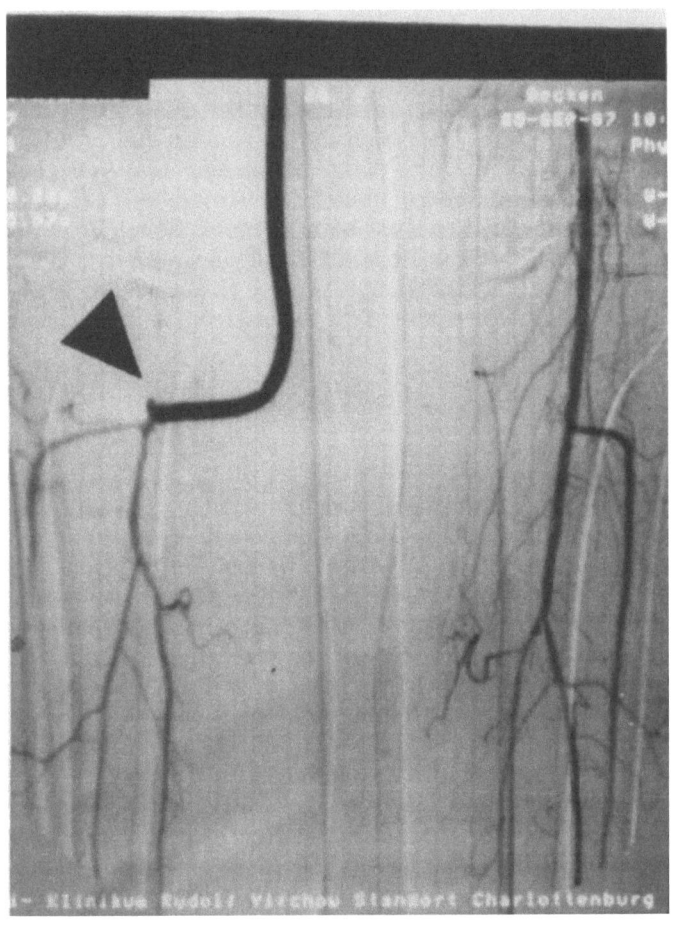

Abb. 2. H. R. w., geb. 10.02.1921: transfemorale i.a. Feinnadel-DSA vom 25.09.1987 (siehe Text)

zu-End mit dem hier einwandfrei inkorporierten Graft angelegt. Das neue Transplantat wurde subfaszial am Oberschenkel und dann durch die Fossa poplitea geleitet. Soweit es möglich war, wurde das alte Prothesenbett exzidiert. Dies geschah im Bereich der neuen zentralen und der distalen Anastomose komplett. Die histologische Untersuchung ergab überwiegend ein Narbengewebe mit einem sehr zellarmen, nichtspezifischen Granulationsgewebe; vermehrt waren allerdings eosinophile Granulozyten zu finden. Der postoperative Verlauf war unauffällig mit nicht mehr limitierter schmerzfreier Gehstrecke. Bis dreieinhalb Jahre nach Operation ist kein Rezidiv aufgetreten.

Kurz sei noch auf eine weitere, 80 Jahre alte Patientin (C. S., w., geb. 09.05,1908) eingegangen. Sie erhielt wegen AVK Stadium IV einen lateralen Tibialis-anterior-Bypass (17.08.1988), den wir grundsätzlich mit extern verstärkter PTFE-Prothese durchführen. Zwei Monate nach Operation fiel im mittleren und distalen Oberschenkelbereich eine ebenfalls schmerzfreie Schwellung ohne Infektzeichen auf. Die Computertomographie ergab ein umspültes Graft (Abb. 5), und

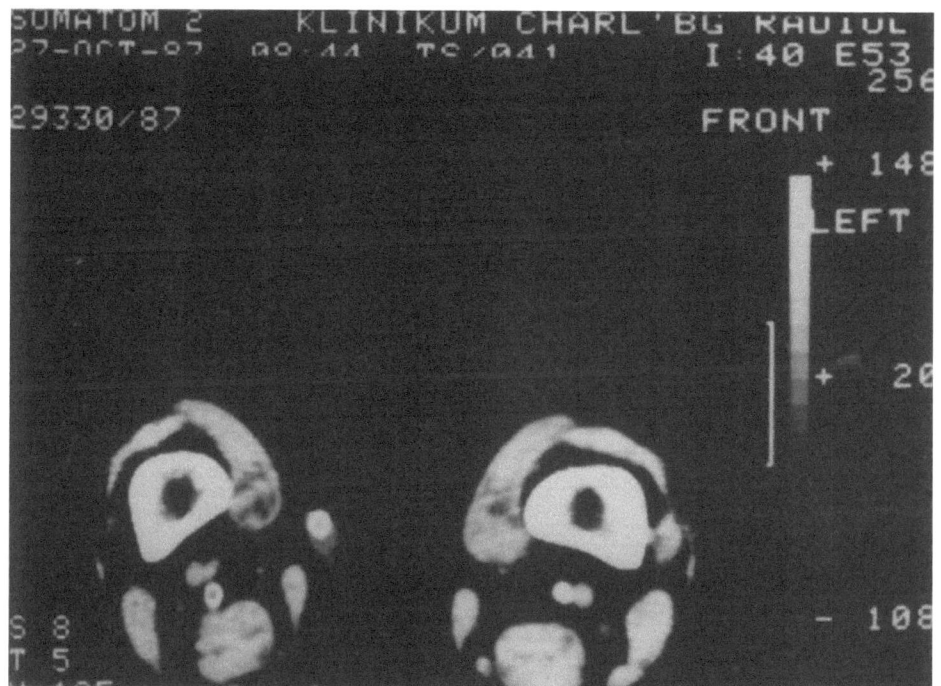
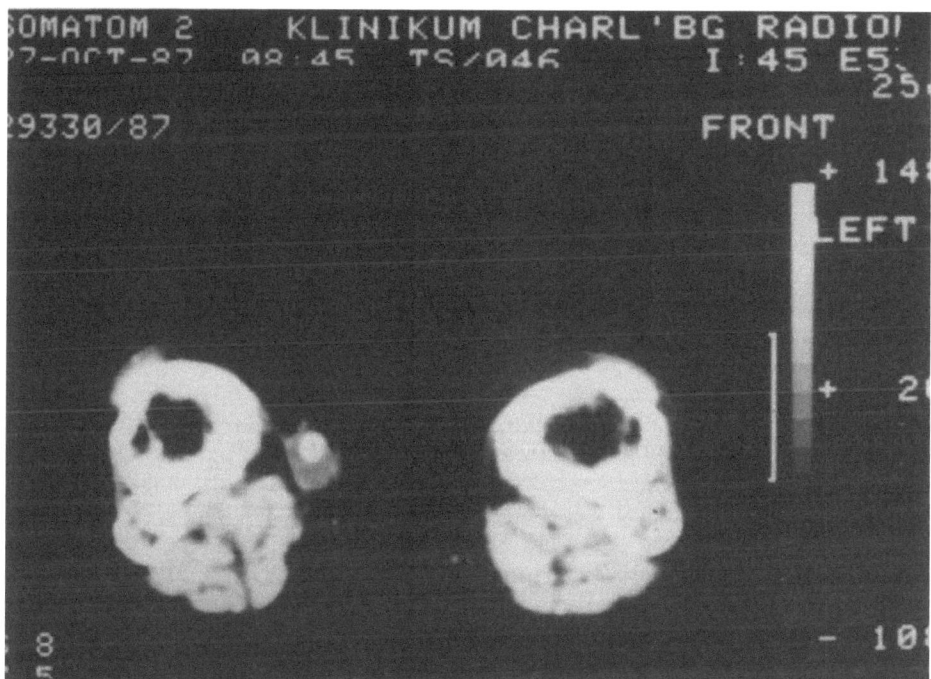

Abb. 3a, b. H. R., w., geb. 10.02.1921: CT mit KM mittlerer (**a**) und distaler Oberschenkelbereich (**b**): langstreckiges Perivasat um die Prothese

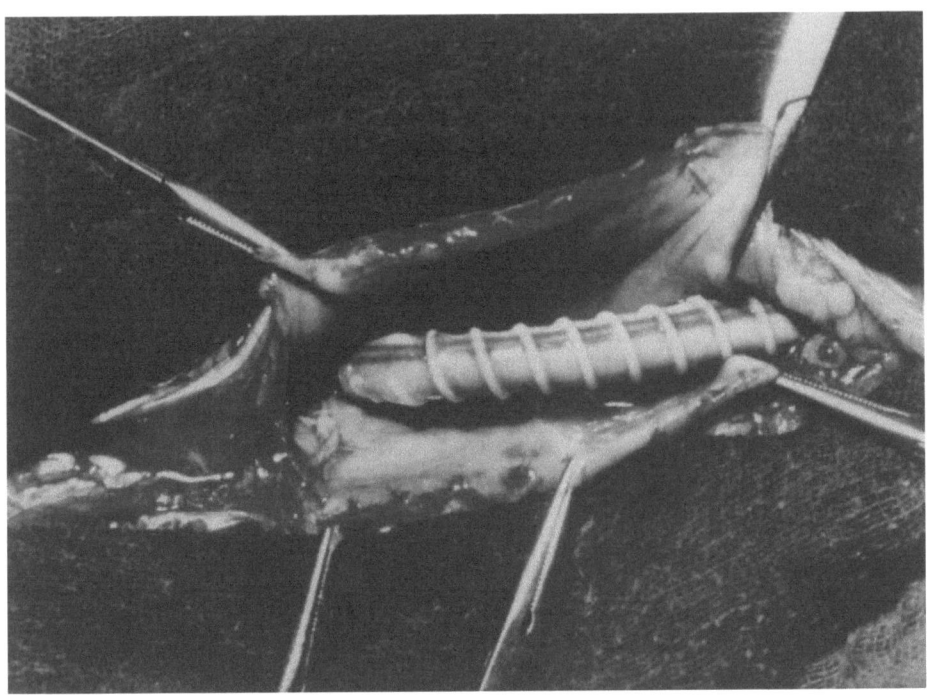

Abb. 4. H. R., w., geb. 10.02.1921: freiliegende PTFE-Prothese im distalen Abschnitt

die Granulozytenszintigraphie zeigte einwandfreie, nichtinfektionsverdächtige Verhältnisse (Abb. 6a, b). Angiographisch (transfemorale i.a.-Feinnadel-DSA) war der Bypass frei perfundiert mit gutem Abstrom über die A. tibialis anterior. In diesem Fall wurde, da der Bypass lediglich am Oberschenkel im nicht kniegelenksüberschreitenden Bereich betroffen war, ein partieller Bypassaustausch gegen autologe Reversed-Vena-saphena-magna durchgeführt. Der weitere Verlauf war unauffällig. Zweieinhalb Jahre nach Austauschoperation ist die Patientin unverändert beschwerdefrei. Ein analoger Befundverlauf zeigte sich bei einem weiteren Patienten nach Obturatorbypass.

Über eine Beobachtung, deren Ablauf wir in Kenntnis der „perigraft reaction" bis heute nicht verstehen, soll noch berichtet werden. Ende 1989 wurde ein 80jähriger Patient bei Zustand nach sechs Jahre zurückliegender aorto-femoraler Y-Protheseniimplantation aufgenommen. Er zeigte ein in die Umgebung penetrierendes, linksseitiges distales Anschlußaneurysma und wurde notfallmäßig operiert. Das zuvor angefertigte CT ergab eine langstreckige Umspülung der Prothese einschließlich des Y- und des kontralateralen Schenkels. Intraoperationem fand sich lokal eine gewisse Penetration mit Einblutung in die Umgebung. Der Bypass war langstreckig nicht inkorporiert, und von zentral ließ sich eine klare, bernsteinfarbene Flüssigkeit absaugen. In Anbetracht des Alters des Patienten, der zudem auch vorher seine Zustimmung zu einem kompletten Bypassaustausch nicht gegeben hatte, wurde lediglich die Resektion des Aneurysmas einschließlich der Femoralisgabel durchgeführt und zwischen Dacronprothese und der Profunda eine PTFE-Prothese als Profundabypass interponiert. Die Wundheilung erfolgte per

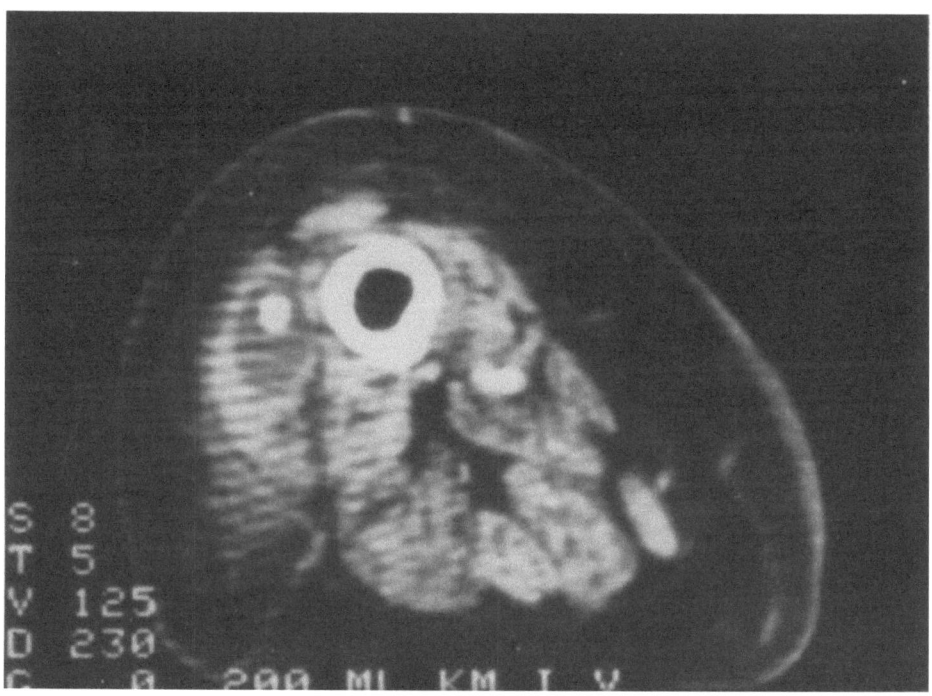

Abb. 5. C. S., w., geb. 05.09.1908: umspültes PTFE-Graft eines lateralen Tibialis-anterior-Bypass rechts

primam. Die Kontroll-Computertomographie 10 Tage postoperationem ergab überraschenderweise dann keinen Hinweis mehr auf ein Perivasat. Der Patient wurde weiterhin beobachtet, und auch die beiden Kontroll-CTs zeigten kein Perivasat. Bei diesem Patienten war computertomographisch der Verdacht auf eine „perigraft reaction" erhoben worden, die Szintigraphie schloß einen Infekt aus. Auch ohne kompletten Austausch der betroffenen Prothesenabschnitte scheint es in diesem Fall zu einer spontanen Rückbildung gekommen zu sein.

Die fünfte Patientin kam zwei Jahre nach Y-Prothesenimplantation und zusätzlichem linksseitigem femoropoplitealem Bypass mit zwei fluktuierenden Tumoren im Leistenbereich und über der distalen Anastomose des femoropoplitealen Bypass zur Wiederaufnahme. Bei gleichzeitig bestehender Leukozytose hatten wir dies trotz Schmerzfreiheit für einen Infekt gehalten, inzidiert, ein Wunddébridement um die freiliegende Prothese vorgenommen und eine offene Behandlung begonnen. Wir glauben allerdings aus retrospektiver Sicht, daß hier initial doch eine „perigraft reaction" vorgelegen hatte. Der weitere Verlauf zeigte eine zunehmende Separation der Prothese und schließlich auch des linken Y-Graftschenkels von der Umgebung mit Superinfektion, die letzendlich dann auch das Y der Prothese ergriff. Schließlich verblieb nurmehr die Entfernung der Y-Prothese und linksseitige Makroamputation. Im weiteren Verlauf verstarb die Patientin an einer Sepsis.

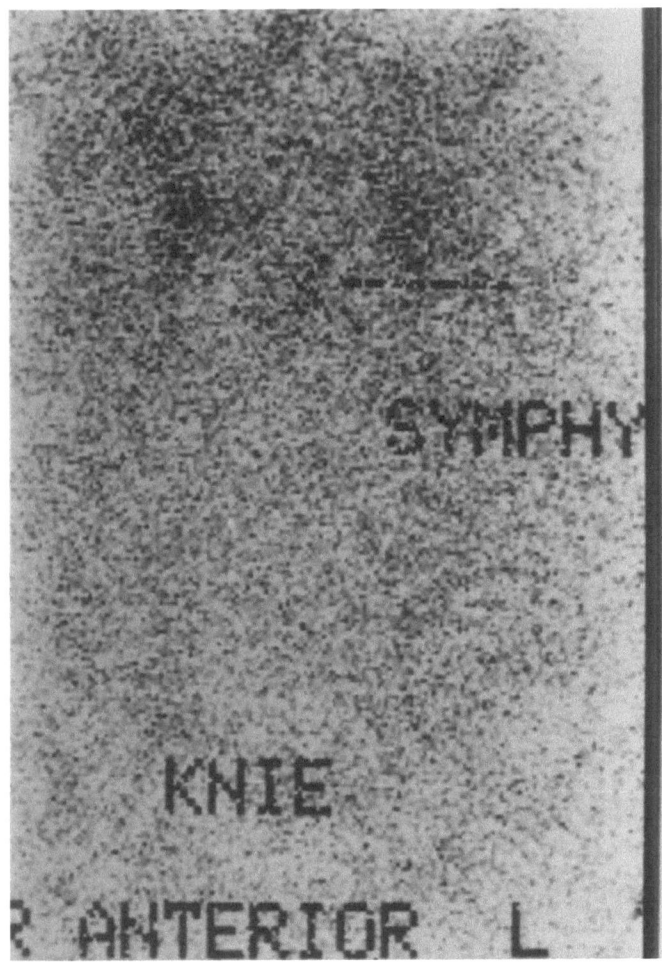

Abb. 6a

Diskussion

Die sogenannte „perigraft reaction" tritt in der Literatur in 2,3–2,9‰ der Fälle auf. Seit sich die diagnostischen Möglichkeiten verbessert haben, liegt nach der Ansicht der Vollmarschen Arbeitsgruppe (6, 10) die Inzidenz bei 10‰. Sowohl Dacron-Doppelvelour als auch PTFE sind von dieser Komplikation etwa zu gleichen Teilen betroffen. Bei dreiviertel der Patienten tritt sie bei extraanatomischer Lage auf (8).

Diese seltene Komplikation kann durchaus gefährlich werden. Wiederholte Graftverschlüsse unbekannter Ursache können durch eine Perigraft-Reaction verursacht werden. Aber auch letale Komplikationen kann man nicht ausschließen. Dies wurde über einen Patienten berichtet, der nach Y-Prothese bei Perigraft-Reaktion 48 Monate nach Voroperation den Bypassaustausch verweigerte. Dieser Patient verstarb eineinhalb Jahre später an einem hämorrhagischen

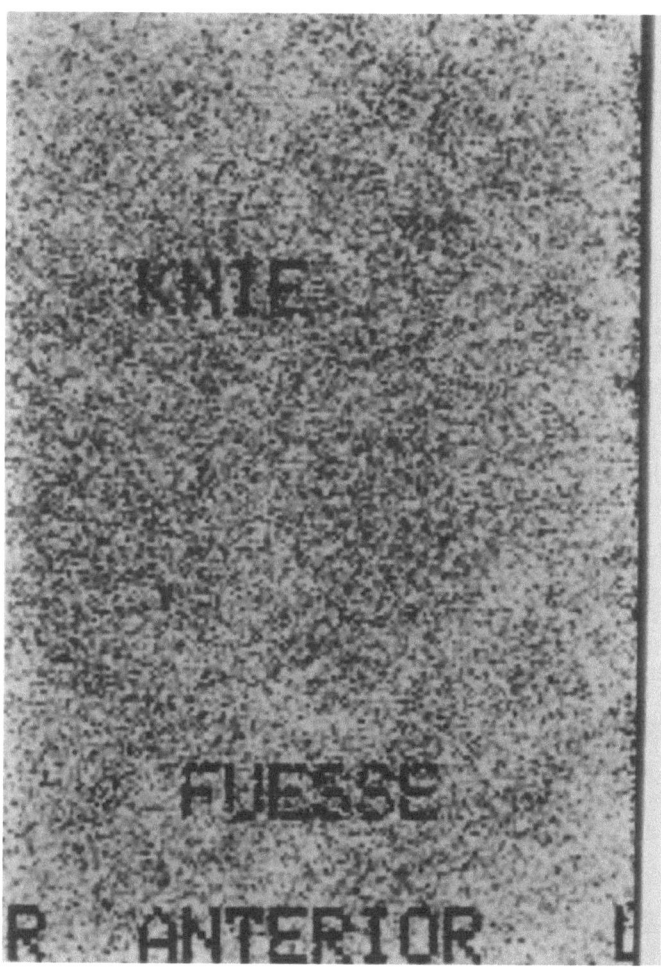

Abb. 6a, b. C. S., w., geb. 05.09.1908: unauffälliges Granulozytenszintigramm im Oberschenkel- (**a**) und Unterschenkelbereich (**b**)

Schock, der durch eine massive zentrale Anastomosenblutung verursacht wurde (11). Bei den von uns beobachteten Fällen mit Beteiligung der Anastomosen konnten wir feststellen, daß schon die geringste mechanische Alteration zu einer Blutung führte. Bezüglich der Differentialdiagnostik ist die Abgrenzung gegen eine Lymphzyste relativ einfach, gegen einen tiefen Wundinfekt etwas schwierig, muß aber sicher vor der Korrekturoperation erfolgt sein, um das äußerst unterschiedliche therapeutische Vorgehen exakt festlegen zu können. Im Gegensatz zum tiefen Wundinfekt ist bei der „perigraft reaction" die Behandlung der Wahl die In-situ-Korrektur durch totale oder subtotale Auswechslung der betroffenen Kunststoffprothese unter Ersatz durch eine Prothese anderen Materials. Die Anastomosen müssen in einem Gebiet hergestellt werden, in der das frühere Graft gut inkorporiert war (5). Anderenfalls ist auch die Resektion der Anastomose und Neuanastomosierung erforderlich. Das neue Transplantat kann im alten Bypassbett implantiert werden (7, 12), wir bevorzugen aber dennoch die tiefe Position.

Die Häufigkeit dieser Komplikation ist selten, aber der Gefäßchirurg muß sie kennen, rechtzeitig diagnostizieren und therapeutisch sanieren können.

Zusammenfassung

Die „perigraft reaction" in der Gefäßchirurgie stellt eine außerordentlich seltene, aber ernste Komplikation dar. Differentialdiagnostisch ist sie wegen unterschiedlichen therapeutischen Vorgehens frühzeitig gegen einen tiefen Wundinfekt abzugrenzen. Behandlungsmethode der Wahl ist der subtotale oder totale Austausch der Prothese gegen ein Prothesenmaterial anderer Art als „In-situ-Rekonstruktion". Über eigene fünf Patienten wird berichtet. Bei rechtzeitiger Diagnosestellung läßt sich diese Komplikation sicher zur Ausheilung bringen.

Literatur

1. Bellenot F, Chatenet T, Kanterlip B, Tissandier P, Ribal JP, Glanddier G (1988) Aseptic periprosthetic fluid collection: a late complication of dacron arterial bypass. Ann Vasc Surg 2: 220–224
2. Blumenberg RM, Gelfand ML, Dale WA (1985) Perigraft seromas complicating arterial grafts. Surgery 97: 194
3. Cordes M, Roll D, Hepp W (1991) Stellenwert nuklearmedizinischer Verfahren in der Diagnostik des tiefen Weichteilinfektes in der Gefäßchirurgie. In: Hepp W, Raithel D, Loeprecht H (Hrsg) Aktuelle Herausforderung in der Gefäßchirurgie. Steinkopff, Darmstadt, S 77–83
4. Dale W, Blumenberg RM, Gelfand ML (1983) Perigraft Seromas. J Cardiovasc Surg 24: 372
5. Guldner NW, Vollmar JF, Mohr W, Paes E (1987) Biologische Unverträglichkeit von Gefäßprothesen: Perigraft Reaktion. Angio 9: 169–180
6. Hamann H, Paes E (1990) Perigraft-Reaktion: Klinik, Pathogenese und Therapie. Internationales Symposium für Gefäßchirurgie, Charité-Berlin, Berlin
7. Kaupp HA, Matulewitcz TJ, Lattimer GL, Kremen JE, Celari VJ (1979) Graft infection or Graft reaction? Arch Surg 114: 1419
8. Leblanc JG, Vince DJ, Taylor GP (1986) Perigraft seroma: long term complications. J Thor Cardiovasc Surg 92: 451–454
9. Martinez RR, Vicente LC, Ferrer FO, Grau LJ, Mulet RJ (1982) Periprosthetic fluid formation: an unusual complication of PTFE prothesis implantation. Tex Heart Inst J 9: 221–224
10. Paes E, Vollmar JF, Mohr W, Hamann H, Brecht-Kraus D (1988) Perigraft reaction: incompatibility of synthetic vascular grafts? New aspects on clinical manifestations, pathogenesis and therapy. World J Surg 12: 750–755
11. Paes E, Vollmar JF, Mohr W, Hamann H, Brecht-Kraus D (1991) Biologische Unverträglichkeit von Kunststoffprothesen: Differentialdiagnostik und Therapie. In: Hepp W, Raithel D, Loeprecht H (Hrsg) Aktuelle Herausforderung in der Gefäßchirurgie. Steinkopff, Darmstadt, S 85–93
12. Szilagyi DE (1979) Discussion in graft infection of graft reaction. Arch Surg 114: 1422

Dr. med. Patricia Dé, Chirurgische Klinik und Poliklinik, Universitätsklinikum Rudolf Virchow, Standort Charlottenburg, Spandauer Damm 130, 1000 Berlin 19

Konzentrationsmessungen antimikrobieller Chemotherapeutika in der Gefäßwand und im ischämischen Gewebe

G. Simonis, N. Wolf

Chirurgische Klinik des Krankenhauses der Bundesknappschaft, Püttlingen
(Direktor: Prof. Dr. med. G. Simonis)

Einleitung

Ist vom fachlich-medizinischen Standpunkt aus betrachtet die Messung antimikrobieller Wirkstoffe in der Gefäßwand sinnvoll, ist also eine solche Untersuchung ethisch gerechtfertigt, so gilt doch nach allgemeinmedizinischen Erkenntnissen die Ansicht, daß nahezu jedes Medikament per Diffusion mehr oder weniger schnell und gut in die Gefäßwand penetriert (1, 3–5, 8–10, 12). Ist dies der Grund, weshalb es zu diesen Fragen keine fundierten Publikationen gibt?
Bei der Überlegung zu unseren Untersuchungen sind wir davon ausgegangen, daß man beim gefäßkranken Patienten eine hochgradig veränderte Gefäßwand ohne gesundes Gefäßendothel und mit einer dadurch vielleicht herabgesetzten Diffusion voraussetzen muß. Bisher hat niemand zum Zeitpunkt der gefäßchirurgischen intraoperativen Kontamination im zu desobliterierenden Gewebe oder am Ort der Kunststoffimplantation – an der die Anastomose aufnehmenden, pathologisch veränderten Wirtsarterie – Gewebskonzentrationsmessungen antimikrobieller Chemotherapeutika durchgeführt.

Methode

Gleichwohl gibt es aber doch genügend standardisierte und praktizierte Indikationen für eine antimikrobielle Chemoprophylaxe, z. B. bei der Implantation von Fremdmaterial (2, 6, 7, 11, 22). Aber welcher Chirurg ist in der Vielzahl moderner Substanzen so bewandert, daß er über die notwendige Dosis, den Applikationszeitpunkt und den Wirkungseintritt ausreichende Kenntnis hat? Diese Überlegungen schienen es uns wert, folgende Untersuchungen durchzuführen.

Untersuchungstechnik: Die Substanzen wurden in unterschiedlicher Dosierung zu unterschiedlichen Zeitpunkten zur Operation appliziert. Bei der gefäßchirurgischen Operation wurden Serum und Gewebsproben entnommen, sofort tiefgefroren und später die Konzentrationen mittels Hochdruckflüssigkeitschromatographie (HPLC) gemessen.

Wir untersuchten getrennt Cefuroxim, Ceftriaxon, die Kombination Mezlocillin/Oxacillin sowie den Gyrasehemmer Ofloxacin (13–20, 23–25).

Ergebnisse

In der Cefuroxim-Untersuchungsreihe, die insgesamt 82 Patienten umfaßte, fand sich bei 21 Patienten mit Eingriffen am Venensystem nach unmittelbar präoperativer Gabe von 1500 mg *Cefuroxim* eine mittlere Gewebswandkonzentration von 8,39 µg/g Gewebe bei einer mittleren Serumkonzentration von 58,62 µg/ml (Abb. 1).

Bei 41 Patienten, die sich mit einer arteriellen Verschlußkrankheit im Stadium III nach Fontaine einem rekonstruktiven Gefäßeingriff unter Verwendung von alloplastischem Gefäßersatzmaterial unterzogen, lagen die Arterienwandkonzentrationen im Mittel bei 11,02 µg/g Gewebe, die entsprechenden Serummittelwerte bei 56,4 µg/ml (Abb. 2).

Weiterhin wurden Serum- und Gewebespiegel von 20 Patienten, die bei fehlender Rekonstruktionsmöglichkeit im Stadium IV amputiert werden mußten, untersucht (Abb. 3). Bei einem durchschnittlichen Serumwert von 102,64 µg/ml wurden in den Gewebeproben aus der Gangränrandzone im Muskel 18,6 µg/g, in der Haut 17,26 µg/g und im Knochen 15,14 µg/g als Mittelwerte gefunden. Auch hier sind die MHK-Werte klinisch relevanter Keime eingezeichnet. Auf der Abbildung ist erkennbar, daß die Meßergebnisse in allen Serum- und Gewebeproben, auch in der schlecht durchbluteten Gangränrandzone, über der MHK dieser Keime liegen.

In einer zweiten Serie untersuchen wir bei insgesamt 55 Patienten unter Berücksichtigung der bekannten Pharmakokinetik *Ceftriaxon* in unterschiedlich langem präoperativem Applikationsintervall und verschiedener Dosis.

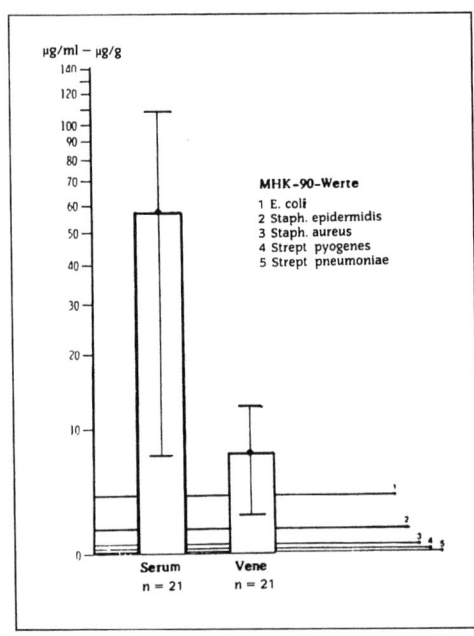

Abb. 1. Cefuroxim-Konzentration in Venenwand und Serum (n = 21)

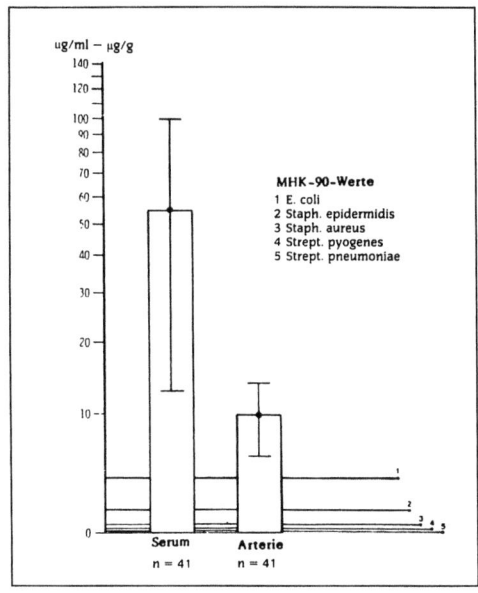

Abb. 2. Cefuroxim-Konzentration in Arterienwand und Serum (n = 41)

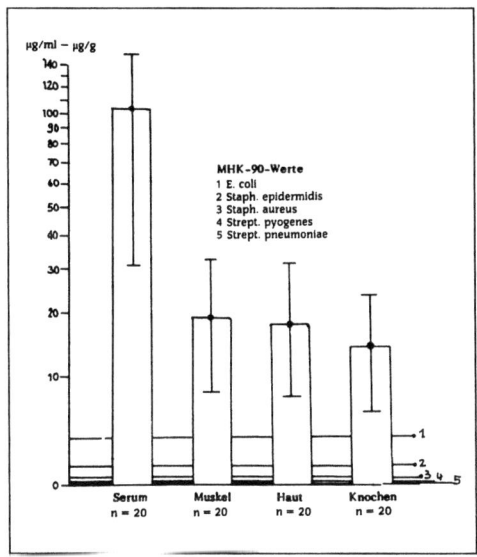

Abb. 3. Cefuroxim-Konzentration in Gangrängewebe und Serum (n = 20)

Die Meßergebnisse zeigten bei 29 Patienten, die eine Stunde vor Operation 1 g Ceftriaxon erhielten, eine Serumkonzentration von 97,2 µg/ml und Konzentrationen in der Gefäßwand von im Mittel 20,7 µg/g. Getrennt für Arterien- (Abb. 4) und Venenwand (Abb. 5) ergeben sich keine statistisch relevanten Unterschiede.

Weiterhin untersuchten wir die Konzentrationen bei 23 Patienten, die 12 Stunden vor Operation 2 g Ceftriaxon erhielten: Es ergaben sich Werte von 62 µg/ml im Serum und 11,2 µg in der Gefäßwand – auch hier für Vene und Arterie ohne auffällige Differenz.

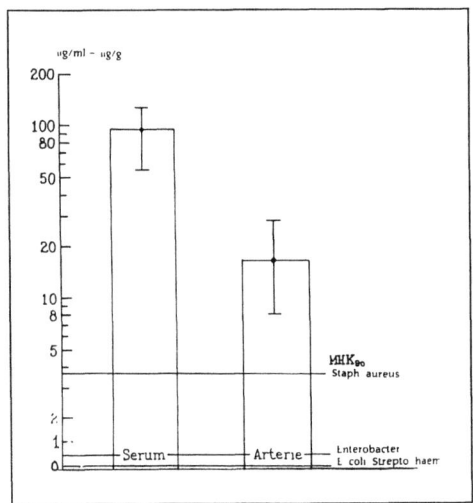

Abb. 4. Ceftriaxon-Konzentration in Arterie und Serum (Dosis: 1 g/1 h vor OP, n = 10)

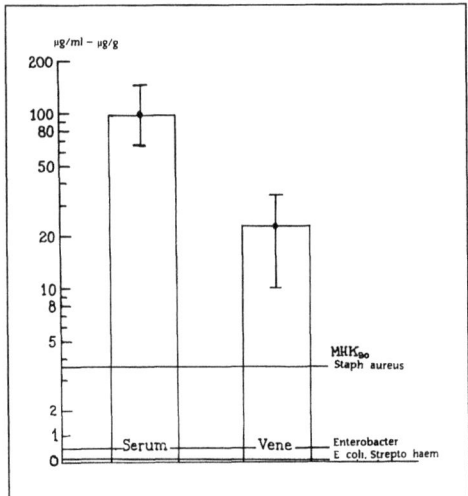

Abb. 5. Ceftriaxon-Konzentration in Vene und Serum (Dosis: 1 g/1 h vor OP, n = 19)

Selbst bei drei Patienten, denen in einer vorgeschalteten Pilotphase 24 Stunden vor Operation 1 g Ceftriaxon verabreicht wurde, fanden wir einen Serummittelwert von 7,1 µg/ml und eine Gewebskonzentration von im Mittel 6,2 µg/g Gewebe, Werte die wie bei den übrigen gezeigten Konzentrationen noch über den MHK-Werten relevanter Keime lagen.

In einer weiteren Serie wurden 41 Patienten untersucht, die eine Stunde präoperativ 6 g *Optocillin* erhielten. Entsprechend der Zusammensetzung des Präparates wurden bei der HPLC-Untersuchung für *Mezlocillin* und *Oxacillin* getrennte Werte ermittelt.

Diese lagen im Serum im Mittel für Mezlocillin bei 41,9 µg/ml, für Oxacillin bei 17,92 µg/ml, in der Gefäßwand für Mezlocillin bei 8,02 µg/g und für Oxacillin bei 1,6 µg/g Gewebe (Abb. 6, 7). Auch hier zeigte sich, daß die gemessene Serum- und

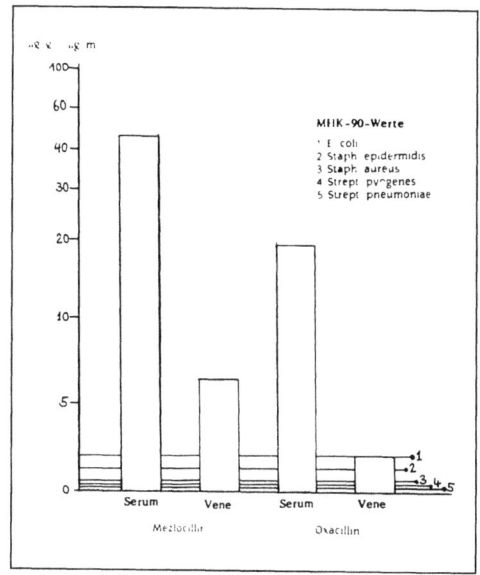

Abb. 6. Optocillin-Konzentration in Venenwand und Serum (n = 26)

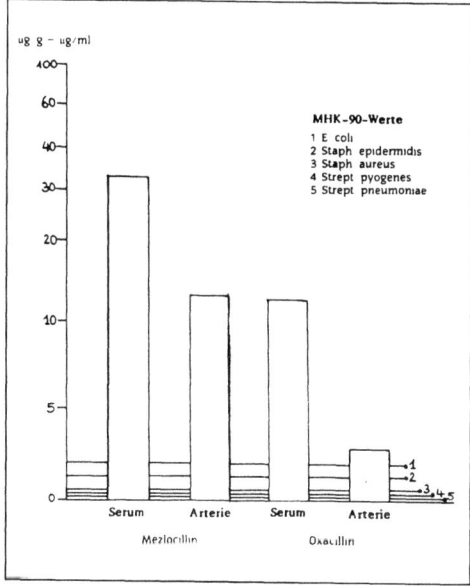

Abb. 7. Optocillin-Konzentration in Arterienwand und Serum (n = 15)

Gefäßwandkonzentrationen für beide Wirkstoffe des Kombinationsantibiotikums über den MHK-Werten üblicher Krankenhauskeime lagen.

Obwohl wir zur Zeit in der Prophylaxe bei gefäßchirurgischen Operationen keine Indikation für *Gyrasehemmer* sehen, interessierten uns ihre Werte aber doch für den Fall einer Infektion und der damit verbundenen Notwendigkeit ihres Einsatzes. Daher führten wir bei 29 Patienten mit gefäßchirurgisch-rekonstruktiven Operationen Spiegeluntersuchungen in der Gewebswand der Gefäße mit *Ofloxacin* durch. Es sollte geprüft werden, ob für den Fall einer tiefen Infektion und der Notwendigkeit der Applikation eines solchen Chemotherapeutikums mit ausreichend hohen Konzentrationen gerechnet werden kann, wenn ein Gyrasehemmer indiziert sein sollte.

Mit der Gabe von 200 mg Ofloxacin mit Narkosebeginn als Kurzinfusion zeigten sich Serumwerte von im Mittel 3,354 µg/ml und mittlere Arterienwandkonzentrationen von 3,614 µg/g Gewebe. Diese Werte liegen deutlich über der MHK klinisch relevanter Keime (Abb. 8).

Bezüglich der Infektionsrate aller untersuchter Patienten ist anzumerken, daß bei keinem der in der Gesamtstudie erfaßten Patienten eine Grad-II- oder Grad-III-Infektion nach Szilagyi (21) auftrat. Lediglich bei einer dialysepflichtigen Patientin in der Cefuroxim-Untersuchungsreihe hatte sich postoperativ ein sekundär unter Hämodialyse aufgetretenes subkutanes Hämatom infiziert. Nach Hämatomausräumung konnte der Infekt ohne Probleme für das Gefäßtransplantat ausgeheilt werden.

Mittlerweile wissen wir, daß bei einem Patienten, bei dem wir eine „one-shot"-Prophylaxe mit Ceftriaxon – 1 g bei Narkose-Einleitung – vornahmen, ein Spätinfekt im Prothesenlager einer mit Gelatine beschichteten Y-Prothese nach Resektion eines Aortenaneurysmas aufgetreten ist, der schwerwiegende Folgen hat und dessen Behandlungsergebnis zur Zeit noch nicht feststeht.

Schlußfolgerungen

Unsere Konzentrationsmessungen an 207 gefäßkranken Patienten – das weltweit größte bisher mit dieser Fragestellung untersuchte Patientengut – lassen zu den eingangs gestellten Fragen wichtige und teilweise auch neue Aussagen zu.

Der gefäßchirurgisch tätige Kollege muß sich bei der Verhütung oft genug lebensgefährlicher, immer aber lästiger, langandauernder und auch kostspieliger

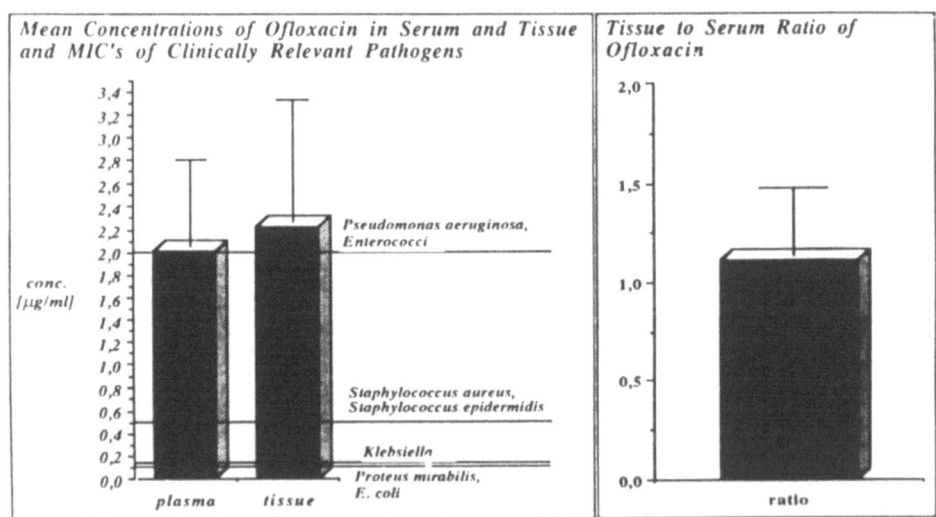

Abb. 8. (a) Ofloxacin-Konzentration in Arterienwand und Serum (n = 29) und MHK-Werte klinisch relevanter Keime; **(b)** Ofloxacin-Verhältnis zwischen Gewebe und Serum

postoperativer Infektionen mit „seiner" Hospitalflora und den immer auf aktuellem Niveau gehaltenen Resistogrammen seines Krankenhauses auskennen.

1. Feststellung

In Kenntnis der Antibiogramme ist dem Operateur dann die Wahl der hier untersuchten Antibiotika in der hier vorgeschlagenen Dosierung selbst überlassen.

2. Feststellung

Der geeignetste und auch der bequemste Zeitpunkt der Applikation ist die Narkoseeinleitung.

3. Feststellung

Es ist unsinnig und obsolet, ein Antibiotikum intraarteriell zu applizieren, da unsere Meßergebnisse eindeutig bestätigen, daß die systemische Gabe einen ausreichend hohen Gewebsspiegel, auch im schlechter durchbluteten Gewebe – also in der Gangränrandzone – erbringt.

Literatur

1. Adam D, Struck E (1984) Konzentrationen von Ceftriaxon im Plasma, im Myocard, im Perikardgewebe, im Fettgewebe und in der Skeletmuskulatur nach i.v. Verabreichung einer Einzeldosis von 2 g. 4. Mediterranean Congress of Chemotherapy, Rhodos
2. Ammann J (Hrsg) (1988) Infektionen in der Gefäßchirurgie. Hans Huber, Bern, Stuttgart, Toronto
3. Beam TR (1984) Chemoprophylaxe bei Eingriffen am Herzen und an den peripheren Gefäßen. 4. Mediterranean Congress of Chemotherapy, Rhodos
4. Beam TR, et al. (1984) Comparison of Ceftriaxon and Cefazolin Prophylaxis against infection in open heart Surgery. Am J Surg 148: 8–14
5. Geroulanos S, Donfried B, Schumacher F, et al. (1985) Cefuroxime versus Ceftriaxone Prophalaxis in Carciovascular Surgery. Drugs Exptl Clin Res 3: 201–205
6. Görtz G, Häring R, Zühlke H (1982) In: Eckert P, Zwank L (Hrsg) Perioperative Antibiotikatherapie. Zuckschwerdt, München, S 131–141
7. Jost JO, Rühland D (1982) In: Eckert P, Zwank L (Hrsg) Perioperative Antibiotikatherapie. Zuckschwerdt, München, S 121–130
8. Kaiser AB, Clayson KR, Mulherin JL et al. (1978) Antibiotic prophylaxis in vascular surgery. Ann Surg 188: 283
9. Pitt HH, Postier RG, McGowan WAL et al. (1980) Prophylactic antibiotics in vascular surgery. Ann Surg 192: 356
10. Recker F, Geroulanos S, Turina M (1987) Perioperative Antibiotika-Prophylaxe in der Herz- und Gefäß-Chirurgie. Dtsch Med Wschr 112: 135–138
11. Salzmann G (1983) Perioperative infection prophylaxis in vascular surgery – a randomized prospective study. Thorac Cardiovasc Surg 31: 239
12. Schumacher FS, Geroulanos S, Turina M (1988) Pharmakokinetik von Ceftriaxon bei Operationen mit der Herz-Lungenmaschine. Z. Herz-, Thorax-, Gefäßchir. 2, 25–31

13. Simonis G, Wolf N (1989) Konzentrationsmessungen von Cefuroxim, Mezlocillin, Oxacillin und Ceftriaxon in der Gefäßwand bei Durchblutungsstörungen mit Gewebeinfekt. Symposium der Deutschen Gesellschaft für Angiologie, Frankfurt/M.
14. Simonis G., Wolf N (1989) Konzentrationsmessungen von Cefuroxim, Mezlocillin, Oxacillin und Ceftriaxon in der Gefäßwand bei Durchblutungsstörungen mit Gewebeinfekt. In: Breddin, Kirchmaier, Maurer (Hrsg) Angio-Archiv 18. Demeter, S 78
15. Simonis G, Wolf N, Kayser M, Kalweit G (1986) La concentration du Rocephin® en dependance du moment d' application. 5. Mediterranean Congress of Chemotherapy, Kairo
16. Simonis G, Wolf N, Kalweit G, Scherber A, Lemke G (1989) Concentration of Cefuroxim (Zinacef®) in the vascular wall and in gangrenous tissue in vascular disease. 16. Internat. Congress of Chemoterapy, Jeruslame, Israel
17. Simonis G, Wolf N, Kalweit G, Scherber A (1989) Concentration of Ceftriaxon (Rocephin®) in relation to the time of administration. 16. Internat. Congress of Chemotherapy, Jerusalem, Israel
18. Simonis G, Wolf N, Kalweit G, Scherber A, Gauke G, Geiger J (1989) Concentration of Optocillin® (Mezlocillin + Oxacillin) in the wall of Blood Vessels. 16. Internat. Congress of Chemotherapy, Jerusalem, Israel
19. Simonis G, Wolf N, Rohde M, Muth P (1990) Concentration of Ofloxacin in the vascular wall. 3. International Symposium of new Quinolones. Vancouver, Canada
20. Simonis G, Wolf N, Mihoc M (1990) Antibiotische Prophylaxe bei gefäßrekonstruktiven Operationen VIII. Konferenz der peripheren Gefäßchirurgie und II. Konferenz der Mikrochirurgie, Cluj-Napoca, Rumänien
21. Szilagyi E, Smith RF, Elliot JP et al. (1972) Infection in arterial reconstruction with synthetic grafts. Ann Surg 176: 321–333
22. Vollmar J, Voss EU (1984) Antibiotikaprophylaxe in der Gefäßchirurgie. Chirurg 55: 227–231
23. Wolf N, Simonis G, Kalweit G, Scherber A, Kurtz V (1987) Concentration of Cefuroxim (Zinacef®) in the vascular wall. Biennial Conference on Chemotherapy of infections diseases and malignancies, München
24. Wolf N, Simonis G, Scherber A, Deynet G, Kalweit G (1988) Konzentration von Ceftriaxon in der Gefäßwand in Abhängigkeit vom Applikationszeitpunkt. Probleme der operativen Medizin. Karlsruher Symposium „Postoperative Wundinfektionen", Karlsruhe
25. Wolf N, Simonis G, Scherber A, Kalweit G, Berg U (1990) Konzentrationen von Ceftriaxon in der Gefäßwand in Abhängigkeit vom Applikationszeitpunkt. Herz und Gefäße 10: 368–371

Prof. Dr. med. G. Simonis, Chirurgische Klinik des Krankenhauses der Bundesknappschaft, 6625 Püttlingen/Saar

Antibiotic prophylaxis in vascular surgery: concentration of cefuroxime and ceftazidime in drain fluid

A. J. C. Mackaay, A. C. van Loenen*, J. A. Rauwerda, F. C. Bakker, G. A. Vos, H. J. M. Martens*

Departments of Vascular Surgery and of *Pharmacy, Academic Hospital, Free University Amsterdam

Introduction

Infection of a vascular prosthesis is an uncommon complication after arterial reconstruction. In literature (1) an incidence of 2–3% is reported. However, the data suggest that graft infection is associated with a mortality of 33–58% of the patients and a amputation risk of 25–75%. In a retrospective analysis of our own experience from 1977–1986, we found 14 type-III infections after 1101 arterial reconstructions (1.3%). During that time period we used 4 × 1 g of flucloxacilline as prophylaxis. Eight of the 10 early (< 2 months) infections were caused by *St. Aureus* and four by *E. coli* (see Table 1).

Most vascular surgeons agree about the necessity of antibiotic prophylaxis. One should use an agent which is effective against the predominant micro-organisms. The administration should be properly timed, the concentration must be adequate in the serum and around the graft. Little is known about the kinetics of the antibiotic agents in the wound fluid around the implanted grafts. We studied the kinetics in wound fluids of two newer generation cefalosporins administered after central arterial reconstructions.

Table 1. Graft infections, type-III: 14 out of 1101 patients (1.3%) at the Academic Hospital Free University Amsterdam, during the period 1977–1986. Prophylactic antibiotic = flucloxacilline

Early infection (< 2 m/hs) n = 10		Late infection n = 4	
St. Aureus	8	S. epidermidis	2
E. coli	4	E. coli	1
Enterococcus	2	Bacteroides frag.	1
Enterobacter	1		
St. A. hemol.	1	St. A. hemol.	2
Proteus	2	Proteus	1
(Nine patients had more than one micro-organism)			

Material and Methods

Fourteen elective procedures were consecutively analyzed. One was rejected for analysis because of a concomitant renal artery reconstruction which interfered with the (renal) elimination of the antibiotic. Data of the patients and procedures are summarized in Table 2. We chose the cefalosporins cefuroxime and ceftazidime and used the usual dosage protocol during 24 h (see Tables 3, 4). Six patients received cefuroxime intravenously and ceftazidime in the preclotting blood. Another group of seven patients received ceftazidime intravenously and cefuroxime in the preclotting blood (see Table 5). Part of the preclotted blood was

Table 2. Material and methods

Patients: 12 male and 1 female;
mean age 66.2 years (range 56–75);
normal renal function.

Indications:	AAA 11, occlusive disease 2;
Procedure:	general anesthesia, transperitoneal approach 11 aorta-bif. grafts, 2 aorta-tubegrafts mean duration 165 min (range 105–255); mean blood loss 2145 ml (range 850–3440); low-vacuum drainage (Drevac).
Complications:	0 mortality; 0 graft infection (type III); 1 superficial wound infection (groin); 3 nosocomial infections.

Table 3. Cefuroxime (second generation cefalosporin)

- Gram positive and negative micro-organisms;
  beta-lactamasen stability moderate.
- volume of distribution = 13 L/1.73 m 2.
- protein binding 33%.
- renal excretion (50% tubular secretion, 45% glomerular filtration); T 1/2 = 1.1 h.
- Minimum inhibitory concentration (MIC 90)
  St. Aureus   2 mg/L;
  S. epidermidis   4 mg/L;
  E. coli   4 mg/L.

Table 4. Ceftazidime (third generation cefalosporin)

- Gram positive and negative micro-organisms;
  beta-lactamasen stability excellent.
- volume of distribution = 16 L/1.73 m 2;
- protein binding 17%;
- renal excretion (glomerular filtration)
  T 1/2 = 1.8 h;
- Minimum inhibitory concentration (MIC 90)
  St. Aureus   8   mg/L;
  S. epidermidis   8   mg/L;
  E. coli   0.25 mg/L.

Table 5. Protocol

T (h) =	0	8	16	24
Group I				
Cefuroxime i.v.	1.5 g	0.75	0.75	0.75
0.25 g Ceftazidime in 60 ml blood intraoperative				
Group II				
Ceftazidime i.v.	1.0 g	0.50	0.50	0.50
0.25 g Cefuroxime in 60 ml blood intraoperative				
Sampling time (h)				
serum		T = 1		
drain fluid		postop +1, 2, 4, 8, 16, 24, 48, 72		

separated for an in vitro washout study. Samples of serum and drain fluid as well as graft material were sent to the department of pharmacology. Grafts were reweighed and kept in 40 ml phosphate saline, buffered pH 7.4 for 30 min under stirring at 37 °C. Antibiotic concentrations were determined in serum, wound fluid, and phosphate saline solutions by using a reversed phase HPLC method (2, 3).

Results

Systemically administered antibiotic could be detected in almost all samples. The data of antibiotic concentrations in serum and drain fluid are given in Tables 6 and 7. For cefuroxime concentrations remain high during the first 24 h and in all patients remained adequate (above MIC 90) during the first 48 h. Ceftazidime levels were adequate only for 24 h.

In all samples the amount of antibiotic added to the preclotted blood was below the detection level (1.0 mg/L).

In vitro the washout from grafts of the antibiotic added to the preclotting blood was completed within the first 5 min.

Table 6. Concentration in serum and drain fluid (mg/L). Group I – Cefuroxime intravenously – n = 6

		Mean ± SD	Range
Serum	*	40.1 ± 11.0	(28.2–53.1)
Drain fluid			
0– 1	*	18.3 ± 7.4	(11.6–29.5)
1– 2	*	17.1 ± 6.4	(9.5–26.1)
2– 4	*	16.1 ± 5.1	(10.7–23.7)
4– 8	*	13.9 ± 3.5	(10.8–19.9)
8–16	*	15.7 ± 5.5	(10.2–24.8)
16–24	*	14.0 ± 5.2	(9.3–22.1)
24–48	*	8.3 ± 3.1	(5.3–13.6)
48–72		3.7 ± 2.0	(1.5– 6.4)

* above MIC 90. (Ceftazidime, added to the preclotting blood, below the detection level of 1 mg/L)

Table 7. Concentration in serum and drain fluid (mg/L). Group II – Ceftazidime intravenously – n = 7

		Mean ± SD	Range
Serum	*	43.4 ± 8.4	(29.5–53.4)
Drain fluid			
0– 1	*	15.9 ± 2.7	(13.2–20.3)
1– 2	*	13.0 ± 2.3	(10.5–15.7)
2– 4	*	12.0 ± 1.6	(10.4–15.0)
4– 8	*	12.0 ± 3.9	(8.1–19.8)
8–16	*	10.3 ± 2.4	(7.2–14.5)
16–24	*	9.5 ± 1.6	(8.3–12.4)
24–48		5.0 ± 3.6	(1.0–10.9)
48–72		2.9 ± 3.8	(0 –10.3)

* above MIC 90. (Cefuroxime, added to the preclotting blood, below the detection level of 1 mg/L)

In this group of patients we had no mortality. One patient (ceftazidime systemically) had a superficial wound infection in the groin (culture: *St. Aureus* and *Serratia marcescens*). There were no graft infections. There were three nosocomial infections (1 × *E. coli,* cefuroxime systemically; 2 × no micro-organisms „delated", ceftazidime systemically).

Conclusions

Based on our results, we give cefuroxime during 24 h as a prophylaxis during prosthetic vascular reconstructions. We found adequate concentrations of the antibiotic around the graft for at least 48 h in all the patients in this study.

References

1. Sheng FC, Busuttil RW (1986) In: Vascular Surgery, ed. W. S. Moore, chapter 12
2. M. C. Rouan ea: (1983) Systemic approach to the determination of cephalosporins in biological fluid by reversed-phase liquid chromatography. J Chromatogr 275: 133–145
3. A. C. van Loenen ea: (1987) Pharmacokinetics of cefoxitin in caesarean section. Ziekenhuisfarmacie 3: 47–51

Dr. A. J. C. Mackaay, Department of Vascular Surgery, Academic Hospital, Free University Amsterdam, NL-1091 Amsterdam

Infektionsprophylaxe in der rekonstruktiven Gefäßchirurgie durch Aussprühen der Leistenwunden mit Fibrinkleber

V. Rüppell, C. Metzner

Gefäßchirurgie, Evangelisches Krankenhaus Zweibrücken

Einleitung

Die ungewollte Verletzung von Lymphbahnen und Lymphknoten in der Leiste bei Exposition der Femoralisgabel ist auf dem Wege über Lymphzysten oder Lymphfisteln eine der Hauptursachen für die Entstehung postoperativer Wundinfektionen in der rekonstruktiven Gefäßchirurgie.

Angeregt durch eine Publikation von Waclawiczek und Pimpl (9) aus dem Jahre 1986 über die lokale Anwendung des Fibrinklebers nach Lymphknotendissektionen in der Tumorchirurgie, haben wir seit Juli 1987 begonnen, auch in der rekonstruktiven Gefäßchirurgie den Subkutanraum in der Leisteninzision zum Zwecke der Versiegelung eröffneter Lymphwege mit Fibrinkleber zu behandeln.

Methode

Wir verwenden eine bogenförmige, nach lateral leicht konvexe Inzision mit „en-bloc"-Abpräparation und Medialverschiebung der Rosenmüllerschen Lymphknoten. Dennoch verletzte Lymphknoten werden exstirpiert und makroskopisch erkennbar eröffnete Lymphbahnen ligiert. Eine dreitägige perioperative Antibiotikaprophylaxe mit einem Cephalosporin der zweiten Generation – beginnend am Abend vor der Operation – wird bei Patienten im Stadium IV durchgeführt.

Am Ende des Eingriffes wird die Faszie über dem Transplantat und einer Redondrainage mit Dexon-Flaschenzugnähten dicht verschlossen. Das subkutane Fettgewebe wird danach ebenfalls über einer Redondrainage unter Vermeidung eines Mitstechens des darunter liegenden Lymphknotenpaketes mit gereihten Dexon-Einzelknopfnähten armiert. Nun folgt das Aussprühen der Wunde mit dem Kleber in kraniokaudaler Richtung, wobei die gesamte Wundfläche sorgfältig benetzt wird. Wegen der fibrinolytischen Aktivität der Lymphe muß ein Kleber mit hohem Aprotonin- und Thrombinanteil verwendet werden. Wir benutzen den Tissucol-Kleber der Fa. Immuno mit 3000 IE/ml Aprotonin und 500 IE/ml Thrombin.

Die Applikation erfolgt durch die Duploject-Spritze mit aufgesetztem Sprühkopf und sterilem Treibgas. Noch während des Sprühens beginnt der 1. Assistent, die

Subkutannähte in kraniokaudaler Richtung zu knoten. Danach wird die Wunde für 3 Minuten mit einem in warmer Kochsalzlösung getränkten Bauchtuch komprimiert. Der Hautverschluß erfolgt durch Klammerung.

Seit Juli 1987 haben wir (Tabelle 1) 134 rekonstruktive Eingriffe mit Eröffnung einer oder beider Leistenbeugen an 106 Patienten durchgeführt, bei denen Gefäßersatzmaterial implantiert wurde. In einer retrospektiven Analyse sind diese mit 169 gleichartigen Eingriffen aus dem Zeitraum davor verglichen worden, bei denen das Verfahren nicht angewendet wurde.

Tabelle 1. Rekonstruktive Eingriffe mit Eröffnung der Leistenbeugen mit und ohne Verwendung von Fibrinkleber

Zeitraum	08/83–06/87	07/87–08/90
Fibrinklebung der Leistenwunde	nein	ja
Anzahl der rekonstruktiv-arterienchirurgischen Eingriffe	276	243
davon mit Eröffnung einer oder beider Leistenbeugen und Implantation von Gefäßersatzmaterial	169 Eingr. an 115 Pat.	134 Eingr. an 106 Pat.
Anzahl der eröffneten Leistenbeugen	188 (1,11 pro Eingriff)	147 (1,10 pro Eingriff)
Art des verwendeten Gefäßersatzmaterials – autologe Vene – alloplastisches Material	32 × (19%) 137 × (81%)	29 × (22%) 105 × (78%)

Zur Vergleichbarkeit der Kollektive: Die Anzahl der pro Eingriff durchschnittlich eröffneten Leistenbeugen ist gleich, ebenfalls das Verhältnis von autologem und alloplastischem Gefäßersatzmaterial (siehe Tabelle 1). Bei Aufgliederung nach Krankheitsstadien findet sich das infektionsgefährdete Stadium IV im Zeitraum der Behandlung mit Fibrinkleber eher häufiger. In Tabelle 2 sind Eingriffe hervorgehoben, die erfahrungsgemäß eine besondere Infektionsgefährdung aufweisen (3). Es mußten daher ebenfalls in beiden Gruppen etwa gleich

Tabelle 2. Eingriffe mit besonderer Infektionsgefährdung

Zeitraum	08/83–06/87	07/87–08/90
Fibrinklebung der Leistenwunde	nein	ja
Anzahl der rekonstruktiv-arterienchirurgischen Eingriffe mit Eröffnung einer oder beider Leistenbeugen und Implantation von Gefäßersatzmaterial	169 (100%)	134 (100%)
davon pAVK Stad. IIa	3 (1,8%)	3 (2,2%)
Stad. IIb	55 (32,5%)	36 (26,9%)
Stad. III	28 (16,6%)	15 (11,2%)
Stad. IV	48 (28,4%)	45 (33,6%)
Aneurysmaresektion	7 (4,1%)	7 (5,2%)
Eingriffe wegen akuter Ischämie, Sofortverschluß, Nachblutung	28 (16,6%)	28 (20,9%)

verteilt, 22 bzw. 21 Revisionseingriffe mit ein- oder mehrmaliger Wiedereröffnung der Leistenwunden während des gleichen stationären Aufenthaltes vorgenommen werden (Tabelle 3).

Tabelle 3. Revisionseingriffe

Zeitraum	08/83–06/87	07/87–08/90
Fibrinklebung der Leistenwunde	nein	ja
Anzahl der rekonstruktiv-arterienchirurgischen Eingriffe mit Eröffnung einer oder beider Leistenbeugen und Implantation von Gefäßersatzmaterial	169 (100%)	134 (100%)
Frühe Zweiteingriffe mit Wiedereröffnung einer oder beider Leistenbeugen während des gleichen stationären Aufenthaltes		
einmalige Wiedereröffnung	16 (9,5%)	18 (13,4%)
zwei- oder mehrmalige Wiedereröffnung	6 (3,6%)	3 (2,2%)
gesamt	22 (13,1%)	21 (15,6%)

Ergebnisse

Im Zeitraum vor Anwendung des Fibrinklebers mußten wir nach 21 von 169 Eingriffen – das sind 12,4% der Eingriffe oder 18,2% der Patienten – Lymphzysten oder Lymphfisteln beobachten (Tabelle 4). Größtenteils in deren Gefolge kam es zu acht oberflächlichen Wundinfektionen der Grade I/II – entsprechend 4,7% der Eingriffe – und zu sieben tiefen Infektionen mit Beteiligung des Transplantates, das sind 4,1% der Eingriffe.

Tabelle 4. Postoperative Wundinfektionen

Zeitraum	08/83–06/87	07/87–08/90
Fibrinklebung der Leistenwunde	nein	ja
Anzahl der rekonstruktiv-arterienchirurgischen Eingriffe mit Eröffnung einer oder beider Leistenbeugen und Implantation von Gefäßersatzmaterial	169 Eingr. an 115 Pat.	134 Eingr. an 106 Pat.
Lymphorrhoe in die Leistenwunde bzw. äußere Lymphfisteln	21 (12,4% d. Eingriffe, 18,2% d. Patienten)	6 (4,5% d. Eingriffe, 5,7% d. Patienten)
Oberflächliche Infektionen der Grade I/II (klinisch u. bakteriologisch positiv)	8 (4,7% d. Eingriffe, 7,5% d. Patienten)	3 (2,2% d. Eingriffe, 2,8% d. Patienten)
Tiefe Infektionen Grad III, die die Einlage von Septopalketten und/oder Transplantatentfernung notwendig machten	7 (4,1% d. Eingriffe, 6,1% d. Patienten)	1 (0,7% d. Eingriffe, 0,9% d. Patienten)

Seit Anwendung des Fibrinklebers haben sich diese Komplikationen signifikant verringert. Lymphzysten und -fisteln wurden nur noch bei sechs von 134 Eingriffen – also bei 4,5% der Eingriffe oder 5,7% der Patienten – beobachtet. Die Rate der oberflächlichen Infektionen hat sich auf 2,2% und die der tiefen, drittgradigen Infektionen mit nur einem Eingriff auf 0,7% reduziert.

Erwähnt werden soll noch, daß sich unter den sieben Patienten mit drittgradigen tiefen Infektionen des ersten Behandlungszeitraumes nur vier fanden, bei denen der Infekt nach Revisionsoperationen auftrat, während er sich in drei Fällen im Gefolge der Erstoperation, zweimal als Frühinfekt über präexistente Lymphfisteln und einmal als Spätinfekt nach drei Monaten bei ursprünglich unkomplizierter Wundheilung manifestierte. Derartige Verläufe sind mit Anwendung des Fibrinklebers bei uns nicht mehr beobachtet worden. Bei dem einen Patienten mit drittgradiger Infektion im zweiten Behandlungszeitraum handelte es sich um einen Frühinfekt nach zweiter Revisionsoperation der Leiste bei pAVK IV.

Zusammenfassung

Trotz der noch relativ kleinen Fallzahlen können wir feststellen, daß die Sprühbehandlung der Leistenwunde mit Fibrinkleber zum Zwecke der Versiegelung unbeabsichtigt eröffneter Lymphbahnen eine sinnvolle Maßnahme zu sein scheint. Sie ist offenbar in der Lage, die Rate postoperativer Lymphzysten und -fisteln zu reduzieren und damit eine der Hauptursachen für den oberflächlichen und den gefürchteten tiefen Wundinfekt mit Transplantatbeteiligung günstig zu beeinflussen. Das Verfahren hat deshalb bei gefäßrekonstruktiven Eingriffen mit Eröffnung der Leistenbeugen in unserem Hause Routinecharakter erlangt. Seine Effektivität wird seit September diesen Jahres in einer prospektiven Studie durch perioperative Radionuklidlymphographie überprüft.

Literatur

1. Eickhoff JI, Engell HC (1982) Local regulation of blood flow and the occurrence of edema after arterial reconstruction of the lower limb. Ann Surg 195: 474–478
2. Kwaan JH, Bernstein IM, Conolly JE (1979) Management of Lymph-fistula in the groin after arterial reconstruction. Arch Surg 114: 1416
3. Moore WS (1983) In: Najarian JS, Delaney PP (eds) Advances in Vascular Surgery. Year Book Publishers, Chicago, pp 338–339
4. Olszewski W (1977) Pathphysiological and Clinical Observations of obstructive Lymphedema of the limbs in Clodius: Lymphedema. Thieme, Stuttgart, pp 79–102
5. Pflug JJ, Caluan S (1971) The normal anatomy of the lymphatic system in the human leg. Brit J Surg, 925–930
6. Porter JM, Lindell TD, Lakin PC (1972) Leg edema following femoropopliteal autogenous vein by-pass. Arch Surg 105: 883–888
7. Schubarth PJ, Porter JM (1986) In: Bergan JJ, Yao IST (eds) Reoperative Arterial Surgery. Grune and Stratton, New York
8. Seelten T, Redl H (1984) Applikationstechniken. In: Scheele I (Hrsg) Fibrinklebung. Springer, Berlin–Heidelberg–New York–Tokio
9. Waclawiczek HW, Pimpl W (1986) Lymphfisteln nach Lymphknotendissektion – Verhütung und Behandlung mit Hilfe der Fibrinklebung. Chirurg 57: 330–331

Dr. med. V. Rüppell, Chirurgische Abteilung Evangelisches Krankenhaus, Obere Himmelbergstraße 38, 6660 Zweibrücken (Pfalz)

Die Behandlung des infizierten Gefäßtransplantates: eine gefäßchirurgische Herausforderung

J. Palenker, N. Pallua, M. Cordes, W. Hepp

Chirurgische Klinik und Poliklinik, Universitätsklinikum Rudolf Virchow – Standort Charlottenburg, Freie Universität Berlin

Einleitung

Der als Szilagyi-Grad III eingestufte Infekt der rekonstruierten Gefäßstrecke ist eine der gefährlichsten Komplikationen in der rekonstruktiven Gefäßchirurgie bei der Verwendung alloplastischen Materials. Mit einer Inzidenz von 0,5–3% ist die Regio inguinalis am häufigsten betroffen (7, 10, 11, 13, 17).

Der entscheidende Fortschritt in der Behandlung des tiefen Wundinfektes ergab sich in den letzten Jahren durch die Anwendung der aseptischen extraanatomischen Transplantatumgehung unter Aufgabe der infizierten, im allgemeinen alloplastischen Gefäßstrecke und der offenen, transplantaterhaltenden lokalen Wundbehandlung (6, 9, 15). Als weitere wichtige Komponente im therapeutischen Gesamtkonzept wurde alternativ dort, wo weder eine extraanatomische Transplantatumgehung noch eine offene lokale Transplantatbehandlung möglich war, die Rekonstruktion mit autologem Material (Vene oder auch Arterie) unter Verwendung resorbierbaren Nahtmaterials durchgeführt (14).

Die Einführung der drei genannten therapeutischen Prinzipien hat zu einer drastischen Senkung der Letalität geführt, wobei in den meisten Fällen die Extremität erhalten werden kann (6, 9, 15, 17). Von einigen Autoren ist zusätzlich über eine erfolgreiche Spülbehandlung infizierter Gefäßprothesen berichtet worden.

Die in der eigenen Klinik in einem fast achtjährigen Zeitraum gemachten Erfahrungen in der Therapie des tiefen Wundinfektes sollen im folgenden dargestellt und bewertet werden.

Patienten

Im Zeitraum vom 01.01.1982 bis zum 30.06.1990 wurden insgesamt 32 tiefe Wundinfekte nach Gefäßrekonstruktion behandelt, wobei acht Patienten nach auswärtig erfolgter Revaskularisation erst im Stadium des Protheseninfektes zur Auf- oder Übernahme kamen. Die Geschlechtsverteilung ergab eine Relation von Männern zu Frauen mit 2,2:1. Die Frühinfekte, d.h. entsprechend der Ulmer Definition (15) in den ersten vier postoperativen Wochen aufgetretene Infekte,

Tabelle 1. Lokalisationen und Inzidenz tiefer Wundinfekte

	Operationszahl	Infekte n	%
supraaortisch	769	2	0,26
aortofemoral and infrainguinal	1415	21	1,48
Gesamt	2184	23	1,05

übertrafen die Spätinfekte mit einem Verhältnis von 18 : 14. Die Spätinfekte traten im Mittel nach 29 Monaten auf und zeigten eine Streuung von sechs Wochen bis zu neun Jahren. Der Nachbeobachtungszeitraum der einzelnen Patienten beträgt nunmehr bis zu sieben Jahre.

Für das eigene Krankengut ergibt sich eine Inzidenz für den tiefen Wundinfekt von 1,05% (Tabelle 1). Ein verdoppeltes Risiko eines tiefen Infektes fand sich nach Reoperationen an der betreffenden Gefäßstrecke. Dreiviertel aller Patienten mit einem postoperativen Protheseninfekt kamen in einem Stadium III oder IV nach Fontaine oder aber im Stadium der kompletten oder inkompletten Ischämie der betroffenen Extremität zur Aufnahme.

Zur Diagnostik des Protheseninfektes wurde neben der Computertomographie in den letzten drei Jahren auch die Granulozytenszintigraphie mit einem gegen das Epitop NCA-95 gerichteten und mit ^{99}m-Technetium markierten monoklonalen Antikörper eingesetzt. Die Granulozytenszintigraphie ermöglicht insbesondere in der Diagnose des Spätinfektes auch bei relativ blander Klinik eine klare Aussage über die Ausdehnung des Infektes bzw. dessen Ausschluß. Entscheidend für die Planung des therapeutischen Konzeptes ist dabei die Aussage hinsichtlich der Infektausdehnung. Während bezüglich des Frühinfektes falsch positive Befunde im Granulozytenscan auftraten, war dies für den Spätinfekt nie der Fall. Bei einer Patientin war aufgrund des Befundes der Granulozytenszintigraphie ein Spätinfekt vermutet worden, intraoperativ fand sich jedoch ein frisch rupturiertes Nahtaneurysma. Weitere Einzelheiten zur Granulozytenszintigraphie haben wir bereits früher berichtet (9), sie werden außerdem an anderer Stelle ausführlich publiziert werden (3).

Tabelle 2. Behandlungsergebnisse des extraanatomischen aseptischen Bypass

	n	Infektausheilung	Amputation	Letalität
Obturator-Bypass	4	3	1	1
Lateraler axillofemoraler Bypass	3	3	1	0
femorokruraler Bypass	2	1	0	0
Gesamt	9	7	2	1

Behandlungsverfahren

Die Kombination von *aseptischer extraanatomischer Transplantatumgehung* mit einer gleichzeitigen oder auch zweizeitigen chirurgischen Herdsanierung stellt das therapeutische Prinzip der ersten Wahl dar, es kam insgesamt 9mal zur Anwendung (Tabelle 2).

Bei sieben Patienten konnte mit dieser Methode eine Infektausheilung erzielt werden. Während zwei Patienten die betroffene Extremität einbüßten, verstarb ein weiterer nach erfolgreicher Behandlung.

Die *offene lokale transplantaterhaltende Wundbehandlung* wurde immer dann angewendet, wenn aus topischen Gründen eine extraanatomische Transplantatumgehung nicht möglich war. Hierbei war jedoch die Prämisse zu erfüllen, daß das infizierte Transplantat für eine lokale Wundbehandlung gut zugänglich war, d. h. es handelte sich fast ausschließlich um oberflächlich plazierte Gefäßprothesen. In 11 von 19 Fällen kam es zu einer Infektausheilung, entsprechend 57,3% (Tabelle 3). Entsprechend den Lokalisationen des Protheseninfektes waren die Resultate sehr unterschiedlich. Während supraaortisch, axillofemoral und femorofemoral bei allen Patienten eine Infektausheilung erzielt werden konnte, waren die Resultate für die iliako-femorale und die infrainguinale Lokalisation doch eher ernüchternd.

Zwei therapeutische Sonderfälle sollen hier zusätzlich dargestellt werden. Bei einem Patienten kam es im Anschluß an einen axillobifemoralen Bypass nach vorhergehenden mehrfach frustranen, auswärtig erfolgten Versuchen einer Y-Protheseimplantation zu einem tiefen Wundinfekt. Nach Bypassexplantation und lokaler Antibiotikaapplikation in Form von Gentamicin-getränkten Kollagenträgern (Sulmycin-Implant) wurde nach einer vollständigen Ausheilung der inguinalen Wunden drei Monate später erfolgreich eine aortofemorale Y-Prothese implantiert.

Bei einer auswärtig voroperierten Patientin, die nach infizierter femorokruraler Rekonstruktion im Stadium der Anastomosenblutung zur Aufnahme kam, wurde bei ohnehin gegebener Bettlägerigkeit bei fehlender distaler Anschlußmöglichkeit im Stadium der inkompletten Ischämie nach Transplantatentfernung in einer zweiten Sitzung ohne weitere Therapie amputiert.

Die Behandlungsergebnisse aller 32 tiefen Wundinfekte nach Gefäßrekonstruktion sind in Tabelle 4 zusammengestellt.

Die Gesamtletalität lag bei 15,6% (5/32 unter Einschluß eines Todesfalles bei Amputationsverweigerung). Die Amputationsrate lag bei 26,7% (8/30; zwei

Tabelle 3. Behandlungsergebnisse der offenen lokalen Transplantatbehandlung

	n	Infektausheilung	sek. Amp.	Bypassentfernung	Letalität
supraaortisch	2	2	0	0	0
axillofemoral	4	4	0	0	0
femorofemoral	2	2	0	0	1
aortoiliakofemoral	2	0	1	1	1
infrainguinal	9	3	2	1	1
Gesamt	19	11	3	2	3

Tabelle 4. Behandlungsergebnisse bei tiefem Wundinfekt in der Gefäßchirurgie zusammengefaßt für alle Behandlungsverfahren (1982–1990)

Behandlungsergebnis	Patienten n	%
Letalität	5/32	15,6
Amputation	8/30*	26,7*
Erhalt von Leben und Extremität	22/32	68,8

* Unter Ausschluß zweier Patienten mit einem Infekt nach Karotis-TEA und Patchplastik

supraaortische Infekte sind nicht miteingerechnet). Drei der sechs amputierten Patienten kamen sekundär ad exitum. Bei insgesamt 68,8% der Patienten (22/32) konnte sowohl das Leben als auch die betroffene Gliedmaße erhalten werden.

Diskussion

Das Primat in der Therapie des infizierten Gefäßtransplantates gilt der Erhaltung des Lebens – wo dies nicht anders zu erreichen ist auch unter Aufgabe der betroffenen Extremität (4, 8, 9, 10, 13, 16).

Die früher geübte frühzeitige Transplantatentfernung mit simultaner oder zweizeitiger Amputation war damals die einzige Chance, dieses Ziel zu erreichen. Die in der Vergangenheit angewandte Methode des antibiotischen Behandlungsversuchs unter gleichzeitig abwartender, sparsamer lokaler „Wundbehandlung" ohne oder mit verzögerter Entfernung der infizierten Gefäßstrecke endete häufig katastrophal nach Eintritt einer Sepsis bei den meist multimorbiden Patienten. Eine Infektausheilung ist unter alleiniger antibiotischer Therapie nicht zu erreichen. Allerdings besitzt die antibiotische Therapie auch heute noch einen bedeutenden Stellenwert als adjuvante Therapie eines tiefen Wundinfektes (15). Die antibiotische Abschirmung während des Anlegens einer aseptischen Umleitung ist als obligat anzusehen. Eine neuere therapeutische Entwicklung, die hilfreich zu sein scheint, sind kollagene Trägermedien, die mit Gentamycin getränkt topisch zur Anwendung kommen.

Als therapeutisches Prinzip der ersten Wahl hat sich die aseptische extraanatomische Transplantatumgehung mit chirurgischem Wunddébridement erwiesen (1, 6, 8, 12, 16). Entscheidend für seine Anwendung ist die Möglichkeit sowohl einer zentralen wie einer peripheren Anastomosierung im sicher infektfreien Gebiet als auch der Führung des Transplantats in topisch ausreichendem Abstand zur infizierten Rekonstruktion. Es ergibt sich die Notwendigkeit, einen chirurgischen Zugang zu wählen, der den Kontakt mit dem zunächst belassenen infizierten Transplantat mit absoluter Sicherheit ausschließt. Im Regelfall erfolgt zuerst die Anlage der aseptischen Umgehung, um im zweiten Schritt (eventuell auch erst in einer zweiten Sitzung) den Infektherd chirurgisch zu sanieren.

Die Prämissen einer Bypassführung in ausreichendem Abstand vom Infekt mit sicher infektfreien zentralen und peripheren Anschlußstellen sind nicht immer zu erreichen. In solchen Fällen kommt als therapeutisches Prinzip die offene lokale Transplantatbehandlung mit gegebenenfalls einer sekundären Deckung im Sinne eines „buried graft", insbesondere bei subkutaner Führung der infizierten Gefäßstrecke, zum Einsatz (z. B. beim axillofemoralen Bypass). Alternativ wurde von einigen Arbeitsgruppen von der Spülbehandlung infizierter Gefäßprothesen berichtet. Eigene Erfahrungen mit diesem Konzept liegen uns aus neuerer Zeit nicht vor, so daß dieses Verfahren hier nur der Vollständigkeit halber angeführt werden soll. In den siebziger Jahren wurde diese Methode im Hause mehrfach angewandt, allerdings waren die Ergebnisse enttäuschend (5). Dies mag ursächlich möglicherweise den damals verwendeten, nicht velourbesetzten Dacronprothesen zuzuschreiben zu sein.

Die Entscheidung für eines der beschriebenen therapeutischen Konzepte erfolgt als Resultat der lokalen Gegebenheiten, wobei der aseptischen Umleitung das Primat gebührt.

Eine offene lokale Transplantatbehandlung muß abgebrochen werden, wenn insbesondere freiliegende Anastomosen vorliegen bei Zeichen der Arrosion oder der Blutung, bei Vorliegen eines falschen Aneurysmas oder bei Eintritt einer Sepsis (6).

Vor Durchführung einer plastischen Deckung eines offen behandelten infizierten Transplantates wird die Infektfreiheit neben dem lokalen Befund zusätzlich durch die Granulozytenszintigraphie geprüft. Hierbei hat sich gezeigt, daß die Treffsicherheit dieses Verfahrens hinsichtlich des Vorliegens eines Restinfektes dem klinischen Befund deutlich überlegen ist.

Der Einsatz autologer Venen in Kombination mit degradierbarem Nahtmaterial ist der erneuten Verwendung synthetischer Transplantate in der Therapie des tiefen Wundinfektes stets vorzuziehen. Aus Kalibergründen ist dies allerdings nur selten möglich. In Ausnahmefällen, bei Ausscheiden anderer Therapiemöglichkeiten, kann es hierbei indiziert sein, im infizierten Gebiet nach Entfernen jeglichen Fremdmaterials eine Rekonstruktion mit autologer Vene (oder auch Arterie) vorzunehmen. Die Anastomosen werden hierbei mit degradierbarem Nahtmaterial (PDS) hergestellt. Dies bietet sich beispielsweise bei langstreckig infizierten aortofemoralen Y-Prothesen und Abszeßfistelung in einer Flanke an, wie dies 1988 bei einem Patienten auftrat. Auf der Seite der Fistelung war entsprechend den oben beschriebenen Prämissen daher ein lateraler axillofemoraler Bypass zur aseptischen Umleitung kontraindiziert. Die Rekonstruktion erfolgte durch rechtsseitigen lateralen axillofemoralen Bypass (DV-Dacron) in Kombination mit einem queren suprapubischen femorofemoralen Venenbypass. In einer zweiten Sitzung wurde das infizierte Y-Graft entfernt. Bei dem Patienten konnten beide Extremitäten erhalten werden, die Wundheilung erfolgte per primam.

Die Ergebnisse der vorstehend beschriebenen drei therapeutischen Konzepte unterscheiden sich von denen des letzten Jahrzehnts sehr deutlich. So fallen die Unterschiede hinsichtlich der Letalität besonders auf: In der Literatur sind Raten zwischen 25 und 75% angegeben, demgegenüber weisen unsere Ergebnisse eine Letalität von 15,6% auf (2, 7, 9, 10, 13, 16, 17, 18). Es zeigte sich bei einem etwa gleichbleibenden Anteil der Amputationen eine durch diese therapeutischen Konzepte bedingte Verbesserung der Prognose der Patienten mit tiefem Wundinfekt (7, 13, 17).

Die Fortschritte hinsichtlich der Diagnostik einschließlich der Granulozytenszintigraphie lassen für die Zukunft eine weitere Verbesserung der Ergebnisse in der Behandlung des tiefen Wundinfektes, insbesondere durch die bessere präoperative Planbarkeit des therapeutischen Vorgehens, erwarten. Eine Abkürzung der doch sehr langen Behandlungsdauer, vor allem bei offener Wundbehandlung, scheint durch ein nunmehr mögliches verbessertes Timing (z. B. in Hinblick auf die plastische Deckung eines offen behandelten Transplantates) zu erwarten zu sein.

Zusammenfassung

Die aseptische extraanatomische Transplantatumgehung und die transplantaterhaltende lokale Wundbehandlung haben sich – ebenso wie die Verwendung autologen Materials in Kombination mit degradierbarem Nahtmaterial – in den letzten Jahren in der Behandlung des tiefen Wundinfektes (Szilagyi-Grad III) in der Gefäßchirurgie als großer Fortschritt erwiesen. Insgesamt wurden 31 Patienten (32 Fälle) von 1982 bis Mitte 1990 mit einem tiefen Wundinfekt behandelt, wovon 23 Patienten in der eigenen Klinik voroperiert waren (Infektinzidenz 1,05%). Leben und Extremität konnten in 68,8% der Fälle erhalten werden. Eine große Amputation war bei 8 Patienten (26,7%) notwendig. Unter Einschluß eines Patienten, der wegen einer Amputationsverweigerung verstarb, verstarben 5 Patienten (15,7%). Unter Anwendung der beschriebenen Verfahren konnten die Ergebnisse deutlich verbessert werden.

Literatur

1. Blaisdell FW, Hall AD, Limm RC, Moore WS (1970) Aortoiliac arterial substitution utilizing subcutaneous grafts. Ann Surg 172: 775
2. Casali RE, Tucker WE, Thompson BW, Read RC (1980) Infected prosthetic grafts. Arch Surg 115: 577
3. Cordes M, Roll D, Hepp W (1991) Stellenwert nuklearmedizinischer Verfahren in der Diagnostik des tiefen Weichteilinfektes in der Gefäßchirurgie – Granulozytenszintigraphie. In: Hepp W, Palenker J (Hrsg) Der tiefe Wundinfekt in der rekonstruktiven Gefäßchirurgie. Steinkopff, Darmstadt, S. 9–14
4. Fry WJ, Lindenauer SM (1967) Infection complicating the use of plastic arterial implants. Arch Surg 94: 600
5. Hepp W (1986) Chancen der Gefäßtransplantat-Erhaltung beim tiefen Wundinfekt in der rekonstruktiven Gefäßchirurgie. Akt Chir 21: 52
6. Hepp W, Pallua N, Palenker J (1989) Wandel im therapeutischen Konzept des tiefen Wundinfektes nach gefäßchirurgischen Eingriffen. Chirurg 60: 340
7. Lorentzen JE, Nielsen OM, Arendrup H, Komose HH, Bille S, Andersen J, Jensen CH, Jacobsen F, Roder OC (1985) Vascular graft infection: Analysis of 62 graft infections in 2411 consecutive implanted synthetic vascular grafts. Surgery 98: 81
8. Müller-Wiefel H (1987) Atypische Umleitungsoperationen bei chronischen arteriellen Verschlüssen (Infektionen, Risikopatienten). In: Heberer G, van Dongen RJAM (Hrsg) Gefäßchirurgie. Springer, Berlin–Heidelberg–New York, S 557
9. Palenker J, Cordes M, Hepp W (1991) Therapeutisches Management beim tiefen Wundinfekt in der Gefäßchirurgie. Akt Chir (Suppl), (in Druck)
10. Rose G de, Provan JL (1984) Infected arterial grafts: Clinical manifestations and surgical management. J Cardiovasc Surg 25: 51
11. Sandmann W, Gisbertz W-H, Kovacicek S (1976) Die Wundinfektion nach Arterienoperation im Becken-Bein-Bereich. Chirurg 47: 130
12. Shaw R, Baue A (1963) Management of sepsis complicating arterial reconstructive surgery. Surgery 53: 75
13. Szilagyi DE, Smith RF, Elliott JP, Vrandeeic MP (1972) Infection in arterial reconstruction with synthetic grafts. Ann Surg 176: 321

14. Wylie EJ, Stoney RJ, Ehrenfeld WK (1986) Manual of Vascular Surgery, vol. II, Springer, New York–Heidelberg–Berlin
15. Veith FJ, Samson RH, Ascer E, Gupta SK, Janko GS, Scher L (1984) A new classification and approach to management of infections involving extracavitary prosthetic arterial grafts (EPAG). 2nd International Vascular Symposium, London
16. Vollmar JF (1982) Rekonstruktive Chirurgie der Arterien. Thieme, Stuttgart–New York
17. Vollmar JF, Hepp W, Voss EU (1981) Das infizierte Gefäßtransplantat – Entfernung oder Erhaltung? Akt Chir 16: 86
18. Yashar II, Weyman AK, Burnard RJ, Yashar J (1978) Survival and limb salvage in patients with infected arterial prostheses. Am J Surg 135: 499

Dr. J. Palenker, Chirurgische Klinik und Poliklinik im Universitätsklinikum Rudolf Virchow, FU Berlin, Spandauer Damm 130, D-1000 Berlin 19

Septische Komplikationen nach revaskularisierenden Eingriffen im aortoiliakalen Gefäßabschnitt

B. Luther, K. Bürger, H. Scholz

Abteilung Gefäßchirurgie (Leiter: Prof. Dr. sc. med. K. Bürger)
der Chirurgischen Klinik des Bereichs Medizin (Charité)
der Humboldt-Universität zu Berlin

Einleitung

Der tiefe Wundinfekt mit Beteiligung von implantiertem Prothesenmaterial (Grad III) ist die am meisten gefürchtete Komplikation in der Gefäßchirurgie. Er bedroht nicht nur das betroffene Organ, überwiegend eine untere Extremität, sondern gefährdet in hohem Maße das Leben des Patienten und bildet somit eine Crux jedes Gefäßchirurgen. Ein besonders hohes Risiko quoad vitam besteht bei Wundinfektionen nach Rekonstruktionen des aortoiliakalen Gefäßabschnitts. Die Häufigkeit derartiger Komplikationen schwankt zwischen 1 und 4% (14).

Ergebnisse

In den vergangenen zehn Jahren wurden in der Charité Berlin 1313 Patienten am aortoiliakalen Gefäßabschnitt operiert (Tabelle 1). IN 3% der Fälle kam es zu septischen Krankheitsverläufen (Tabelle 2).

Vier Patienten entwickelten ein bis zehn Jahre nach dem rekonstruktiven Eingriff eine aortoenterische Fistel, die jeweils direkt revidiert werden konnte. Dennoch überlebte nur ein Kranker; einer verstarb am Myokardinfarkt und zwei weitere nach mehreren Tagen im Multiorganversagen. Eine noch höhere Letalität zeigte sich in der Gruppe mit Infektionen der aortalen Anastomose von Bifurkationsprothesen. Hier steht der Verblutungstod durch Nahtinsuffizienz im Vordergrund. Vorzeichen sind unklare Bauchschmerzen, Temperaturerhöhung, Kreuz-

Tabelle 1. Häufigkeiten und Typen aortoiliakaler Gefäßrekonstruktionen in der Charité Berlin während der letzten 10 Jahre

224mal Aneurysmaausschaltung
112mal aortoiliakaler Bypass
379mal aortobifemoraler/biprofundaler Bypass
151mal iliakofemoraler/profundaler Bypass
447mal Cross-over-Bypass

1313   Gesamt

Table 2. Septische Komplikationen nach Rekonstruktion des aortoiliakalen Gefäßabschnitts in der Charité Berlin

		Letalität
	4mal aortoenterische Fistel	75%
	6mal aortale Anastomose	83%
	19mal inguinale Anastomose	11%
	3mal Mesenterialinfarkt	100%
	5mal Enddarmgangrän	67%
	2mal Gluteanekrose	50%
39	Gesamt (3,0%)	

schmerzen oder Beteiligung der Nachbarorgane Darm bzw. Blase (12). Handelt es sich um eine End-zu-Seit-Anastomose der Aorta mit der Prothese, so kann nach Prothesenentfernung die Aorta direkt verschlossen werden. Bei terminoterminalen Anastomosen sind extraanatomische Umleitverfahren erforderlich (5, 10, 11).

Die häufigsten tiefen Wundinfekte sahen wir in der Inguinalregion. Obwohl der Krankheitsverlauf hier weniger dramatisch ist, bleibt zu bedenken, daß meist die gesamte aortoiliakale Prothesenrekonstruktion infiziert ist und ein lokales Vorgehen mit Omentumplastik und antibiotischer Spüldrainage nur sehr selten zum Erfolg führt (2). Wir plädieren deshalb auch hier für eine extra-anatomische Neuanlage eines Prothesenbypass. In Frage kommen axillofemorale oder femorofemorale Umleitungen. Wenn möglich, führen wir erst in zweiter Sitzung die Explantation des infizierten aortoiliakalen Prothesenimplantats durch.

Weitere Wundinfektionen nach Anlage aortoiliakaler Gefäßprothesen ergeben sich aus ischämischen Organnekrosen durch operationsbedingten Ausschluß der A. mesenterica inferior und/oder der Aa. iliacae internae. Bei drei Patienten erlebten wir einen ausgedehnten Mesenterialinfarkt. Dabei handelte es sich in zwei Fällen um eine zuvor bestehende filiforme Stenose bzw. einen Verschluß der A. mesenterica superior mit Riolanscher Kollateralbahn aus der A. mesenterica inferior. Letztere war durch den operativen Eingriff einmal primär und einmal trotz Reinsertion verschlossen. Bei einem weiteren Patienten führte ein Low-flow-Syndrom unmittelbar postoperativ zu einem Infarkt von Leber, Milz, Dünn- und Dickdarm, ohne daß ein Verschluß der intestinalen Arterien nachgewiesen werden konnte („non occlusive" Ischämie).

Ebenfalls durch Ausschluß der A. mesenterica inferior entwickelte sich bei fünf Patienten eine Enddarmgangrän. Diese nur schwer zu erkennende Komplikation kündigt sich wie der Mesenterialinfarkt durch rostbraune Diarrhoe, Leukozytose, Acidose mit exzessivem Base-excess sowie erhebliche Laktatämie an (9). Auch unklare abdominale Wundrupturen sind verdächtig auf das Vorliegen eines ischämisch-septischen Prozesses im Abdomen. Trotz chirurgischer Resektion der Gangrän kommt es häufig zum septischen Multiorganversagen.

Nicht ganz so selten wie bislang berichtet sind ischämisch bedingte Glutealnekrosen. Obwohl sie meist durch konservative Maßnahme beherrscht werden können, entwickeln sich im Einzelfall ausgedehnte Weichteildefekte, die eine generalisierte Sepsis des Patienten mit tödlichem Ausgang nach sich ziehen können (13).

Schlußfolgerungen

Um septische Komplikationen nach revaskularisierenden Eingriffen im aortoiliakalen Gefäßabschnitt zu vermeiden, halten wir folgende Richtlinien für sinnvoll:

1. Bei allen aortoiliakalen Gefäßrekonstruktionen empfehlen wir eine „single shot"-Applikation eines breit wirksamen Antibiotikums (4, 14).
2. Die aortale Anastomose einer alloplastischen Rekonstruktion sollte besonders sorgfältig durch retroperitoneales Gewebe und Peritoneum parietale bedeckt werden. Ist dies im Einzelfall nicht möglich, halten wir eine primäre Abdeckung mit Omentum majus für erforderlich (6, 7). Aus Gründen der erleichterten Prothesenexplantation geben wir der End-zu-Seit-Anastomosierung mit der Aorta den Vorzug. Eine simultane präventive Appendektomie, wie sie von Carstensen (3) empfohlen wurde, lehnen wir ebenfalls aus präventiven Gesichtspunkten ab.
3. Auf den Zusammenhang zwischen intraoperativen Blutverlusten und erhöhtem Infektionsrisiko wurde schon früher von Heberer hingewiesen (14). Durch suffiziente Drainage des Operationsgebietes sollten Hämatombildungen vermieden werden, da diese eine potentielle Gefahr für eine sekundäre Infektion darstellen.
4. Die inguinale Präparation der Femoralisgabel sollte mehr von lateral erfolgen, um Lymphgefäßbahnen zu schonen (1). Lymphfisteln oder -verhaltungen müssen ebenfalls als potentielle Infektionsquelle gelten.
5. Besteht ein tiefer Wundinfekt mit Beteiligung des Prothesenmaterials, so muß von einer Infektion der gesamten Prothese (bei Bifurkationsprothesen auch des kontralateralen Schenkels) ausgegangen werden.
6. Vor Rekonstruktion des aortoiliakalen Gefäßabschnitts sollte Klarheit über die Morphologie der intestinalen Arterien bestehen. Gegebenenfalls muß die A. mesenterica superior oder der Truncus coeliacus in die Rekonstruktion miteinbezogen werden (8).
7. Bei Offenheit der A. mesenterica inferior sollte dieses Gefäß immer reinseriert werden, da es das wichtigste Spendergefäß der Riolanschen Strombahn und pelviner Kollateralwege ist (8).
8. Für sinnvoll erachten wir auch den Anschluß einer offenen A. iliaca interna an die aortoiliakale Rekonstruktion (13).
9. Last but not least bleibt auf anästhesiologische Aspekte der Kreislaufstabilität und der gezielten Hämodilution zur Vermeidung von Low-flow-Situationen hinzuweisen.

Literatur

1. Balzer K, Carstensen G (1986) Der infizierte alloplastische Gefäßersatz. Krankenhaus Arzt 59: 81–92
2. Becker HM, Denck H, van Dongen RJAM, Müller-Wiefel H, Vollmar JF (1985) Das infizierte Gefäßtransplantat – operationstaktisches Vorgehen: Erhalten oder entfernen? Langenbecks Arch Chir 365: 285–295
3. Carstensen G, Balzer K (1980) Reinterventionen bei Infektionen nach rekonstruktiven Arterieneingriffen. Chirurg 51: 19–25

4. Edwards MJ, Richardson JD, Klamer TW (1988) Management of aortic prosthetic infections. Am J Surg 155: 327–330
5. Hepp W (1986) Chancen der Gefäßtransplantat-Erhaltung beim tiefen Weichteilinfekt in der rekonstruktiven Gefäßchirurgie. Akt Chir 21: 52–56
6. Higgins RSD, Steed DL, Julian TB, Makaroun MS, Peitzman AB, Webster MW (1990) The mangement of aorto-enteric and paraprosthetic fistulae. J Cardiovasc Surg *31:* 81–86
7. Kogel H, Vollmar JF (1986) Die aorto-enterische Fistel. Dtsch med Wschr 111: 1892–1896
8. Luther B (1989) Tierexperimentelle Untersuchungen zur Vaskularisation und Transplantation des Dünndarms. Med Habil Berlin, S 34–59
9. Luther B, Bürger K (1989) Akute intestinale Durchblutungsstörungen im Senium. Z Geriatrie 2: 87–92
10. Pearce WH, Ricco J-B, Yao JST, Flinn WR, Bergan JJ (1983) Modified technique of obturator bypass in failed or infected grafts. Ann Surg 197: 344–347
11. Sege D (1988) Die extra-anatomischen Bypass-Verfahren zu den unteren Extremitäten. In: Amman J (Hrsg) Infektionen in der Gefäßchirurgie. Huber, Bern–Stuttgart–Toronto, S 91–102
12. Taylor LM, Deltz DM, Mc Connell DB, Porter JM (1988) Treatment of infected abdominal aneurysms by extraanatomic bypass, aneurysm excision, and drainage. Am J Surg 155: 655–658
13. Zitzelsberger M, Hofmann GO, Inthorn D, Becker HM (1987) Die ischämische Nekrose der Glutealregion nach Eingriffen am aortoiliakalen Stromgebiet. In: Häring R (Hrsg) Indikatorische und operative Fehler in der Chirurgie. de Gruyter, Berlin–New York, S 485–489
14. Zühlke HV, Harnoss B-M (1988) Septische Gefäßchirurgie. Ueberreuter, Wien–Berlin

Dr. sc. med. B. Luther, Chirurgische Klinik der Städtischen Krankenanstalten Esslingen am Neckar, Hirschlandstr. 97, W-7300 Esslingen a. N.

Zur chirurgischen Therapie septischer Gefäßkomplikationen

E. Kiffner, M. Russlies, W.-A. Roßberg

Chirurgische Universitätsklinik Lübeck (Direktor: Prof. Dr. H.-P. Bruch)

Einleitung

Die manifeste Infektion nach Implantation alloplastischen Materials ist nach wie vor eines der gravierendsten Problem in der Gefäßchirurgie, das einerseits die betroffene Extremität, zum andern aber auch das Leben des Patienten bedroht. In der Literatur finden sich Amputations- und Letalitätsraten in nahezu gleicher Höhe mit Werten bis zu 70% (1, 7), eine Zahl die das Ausmaß der Problematik ersichtlich werden läßt.

An der Chirurgischen Universitätsklinik wurden von 1981 bis 1989 ingesamt 4486 gefäßchirurgische Rekonstruktionen vorgenommen. Hierbei fand sich im Nachuntersuchungszeitraum eine Inzidenz von Bypassinfektionen in Höhe von 0,5%.

Von Infektionen betroffen waren letztlich sämtliche Gefäßprovinzen, wobei die manifeste Infektion im Halsbereich die Ausnahme darstellte (6). Anhand dieses Einzelfalles wurde der Grundstein zur anatomischen In-situ-Rekonstruktion in Kombination mit chirurgischem Debridement und lokaler Behandlung gelegt, da bei dem Stromgebiet der Arteria carotis interna eine extraanatomische Umleitung durch nichtinfiziertes Gewebe nicht möglich ist und alternative Verfahren wie die langsame Drosselung der Blutzufuhr durch Ameroidringe ebenfalls nicht unproblematisch sind (2, 3). Eine der problematischsten – weil risikoreichsten – Situationen stellt die Infektion der zentralen Anastomose bei Aortenersatz bzw. Beckenarterienersatz dar. Sowohl Vernarbungen und Verwachsungen durch die vorausgegangene Operation als auch die infektionsbedingten Veränderungen gestalten diese Eingriffe zu einer chirurgischen Herausforderung (3, 5): Das infizierte Prothesenmaterial muß entfernt, der Aortenstumpf sicher versorgt und die Perfusion der unteren Extremität gewährleistet werden. Im allgemeinen erfolgt zunächst die Sanierung der lokalen Situation, um die Blutung zu beherrschen und um den Infekt zu beseitigen. Als problematisch kann sich hierbei der sichere Aortenverschluß erweisen, so daß in diesem Falle mehrere Sicherungsverfahren zusätzlich zum einfachen Nahtverschluß empfohlen werden. Am weitesten verbreitet hat sich hier die Netzplombe.

Die Wiederherstellung der Perfusion der unteren Extremität kann einerseits durch extraanatomische Verfahren, wie dem subklaviobifemoralen Bypass, erfolgen, wobei hier mit einer Verschlußrate im ersten Jahr bis zu 50% zu rechnen ist.

Neuerdings scheinen autogene In-situ-Rekonstruktionsverfahren wie die Trompetenplastik die Prognose sowohl hinsichtlich des Operationsrisikos als auch bezüglich der Langzeitergebnisse wesentlich zu verbessern (7). Bei Manifestation der Infektion im Iliakal- oder Femoralbereich, in unserem Krankengut mit die häufigste Lokalisation, sinkt zwar die Mortalitätsrate auf Werte um 25% (Tabelle 1), die Amputationsrate ist jedoch nach wie vor erschreckend hoch. Angestrebtes Rekonstruktionsprinzip ist die Infektsanierung und die Wiederherstellung der Durchblutung durch extraanatomische Umleitung. Hier hat sich der Obturator-Bypass bewährt, den wir im eigenen Krankengut dreimal durchgeführt haben. Ist die A. profunda femoris das einzig verbliebene Gefäß, so kann die extraanatomische Rekonstruktion Schwierigkeiten bereiten. Zwar kann die A. profunda über lateralen Zugang in Einzelfällen distal des alten Operationsgebietes neu angeschlossen werden, häufig entstehen dadurch jedoch Probleme, so daß hier die anatomische In-situ-Sanierung und -Rekonstruktion notwendig wird. Dabei hat sich autologes Material in Kombination mit einem ausgedehnten Debridement, Sicherungsoperation und systemischer wie lokaler Antibiotikatherapie bewährt, so daß bei zehn Patienten die Infektion durch dieses Vorgehen beherrscht werden konnte.

Tabelle 1. Letalität und Amputationsrate unter Berücksichtigung der Bypasslokalisation bei 714 Patienten (Nach 7)

Bypasslokalisation	aortofemoral		femoropopliteal	
	Letalität (%)	Amputationsrate (%)	Letalität (%)	Amputationsrate (%)
Heberer (1971) n = 142	37,0	14,0	14,0	35,0
Szilagyi (1972) n = 40	57,9	42,0	0,0	50,0
Liekweg (1977) n = 153	47,9	20,0	9,9	36,0
Bunt (1983) n = 62	29,0	22,2	17,7	52,9
Lorentzen (1985) n = 225	28,1	15,0	10,1	30,7
Häring (1987) n = 92	42,8	14,3	26,5	35,2

Tabelle 2. Amputationsrate und Letalität bei Bypassinfektionen in Abhängigkeit von der Ausgangsdiagnose

Diagnose pAVK	Heilung		Amputation		Letalität		Gesamt	
	Pat.	%	Pat.	%	Pat.	%	Pat.	%
IIb	2	50	1	25	1	25	4	17
III	4	57	2	29	1	14	7	29
IV	4	31	6	46	3	23	13	54
Gesamt	10	42	9	37	5	21	24	100

Bei peripheren Rekonstruktionen unter Verwendung von Kunststoffimplantaten sehen wir beim manifesten Infekt die Notwendigkeit der kompletten Transplantatentfernung. Steht keine Vene zur Verfügung – was bei diesen Patienten in der Regel der Fall ist, da sie sonst bereits beim Primäreingriff verwendet worden wäre – müssen beide Anschlüsse in sicher nichtinfiziertem Areal möglich sein, ebenso wie die Bypassführung. Hierdurch entsteht eine spezielle Problematik, die auch erklärt, daß insbesondere bei den Patienten im Stadium IV nach manifester Infektion im Prothesenlager die Amputationsrate mit 54 % nach wie vor hoch ist (Tabelle 2).

Hinsichtlich der beobachteten Keime wurde ein Überwiegen der Staphylokokken festgestellt, wobei sich relativ häufig (13%) auch Staphylococcus epidermidis fand als Ausdruck einer sogenannten Kunststoffinfektion (Tabelle 3).

Tabelle 3. Erregerspektrum bei Bypassinfektionen 1981–1989

Erreger	sensibel		multiresistent	
	Pat.	%	Pat.	%
Staphylococcus aureus	10	42	2	8
Staphylococcus epidermidis	3	13	3	13
Pseudomonas aeruginosa	–	–	1	4
sonstige	3	13	–	–
kein Keimnachweis	2	8	–	–

Die tiefe Infektion nach Gefäßrekonstruktion erfordert beim Einsatz alloplastischen Materials die Entfernung desselben. Die extraanatomische Umgehungsoperation ist derzeit nach wie vor der sichere Standard, an dem sich alle anderen Verfahren messen lassen müssen. Neuere Ergebnisse mit In-situ-Rekonstruktionen, insbesondere im Bereich anatomischer Problemzonen wie an der Karotis, der Aorta, aber auch im Bereich der Femoralis bei fehlendem weiteren Abstrom, haben neue Perspektiven aufgezeigt, die hoffen lassen, das Risiko quoad vitam und amputationem weiter senken zu lassen.

Literatur

1. Becker HM, Denck H, van Dongen RJAM, Müller-Wiefel H, Vollmar JF (1985) Das infizierte Gefäßtransplantat – operationstaktisches Vorgehen: Erhalten oder entfernen? Langenbecks Arch Chir 365: 285–295
2. Bongartz W, Lindner HO, Schumpelick V (1988) Zum primären Verschluß veralteter bzw. kontaminierter Wunden. Eine prospektive klinische Studie. Chirurg 59: 767–770
3. Clytor H, Birch L, Crdwell, Zimmermann SL (1956) Suture line rupture of a nylon aortic bifurcation into the small bowel. Arch Surg 73: 947–949
4. Frick S, Gamstätter G (1984) Beitrag zur Therapie der Gefäßprotheseninfektion. Angio 6: 61–70
5. Knight C D, Farnell MB, Hollier LH (1983) Treatment of Aortic Graft Infection with Povidone-Iodine Irrigation. Mayo Clin Proc 58: 472–475
6. Reuter C, Valesky A (1981) Die Rolle der lokalen Wundbehandlung bei Infektionen in der Gefäßchirurgie. Med Welt 32: 295–296
7. Zühlke HV, Harnoss BM (1988) Septische Gefäßchirurgie. Ueberreuter Wissenschaft, Wien

Prof. Dr. med. E. Kiffner, Dr. M. Russlies, Dr. W.-A. Roßberg, Klinik für Chirurgie, Medizinische Universität Lübeck, Ratzeburger Allee 160, D-2400 Lübeck

Lavagebehandlung der infizierten Gefäßprothese

A. Nemes, G. Biró, L. Entz

Klinik für Gefäß- und Herzchirurgie, Semmelweis Medizinische Universität Budapest, Ungarn

Einführung

Die Behandlung septischer Wunden ist so alt wie die Chirurgie. Trotz Verwendung immer neuerer Antibiotika ist die gefäßchirurgische Protheseninfektion ein unverändertes Problem geblieben. Das hypokratische Urprinzip – ubi pus, ibi evacua – kann für Patienten in der Gefäßchirurgie schwerwiegende Folgen haben, da die Prothese, die den Kreislauf gewährleistet, selbst der infektionserhaltende Stoff ist. Nach Entfernung dieses Teils kann man die unterbrochene Perfusion nur mit einer extraanatomischen Überbrückung wiederherstellen. Die extraanatomische Überbrückung ist technisch kompliziert, benötigt eine längere Operationszeit, ist in hämodynamischer Sicht minderwertig und bedeutet eine gesteigerte Belastung für die Patienten, die in septischem Zustand sind. Die Lavagebehandlung ist eine Alternative gegenüber dieser zwangsweise gewählten Operation.

Crawford (2) und Schrammel (8) hatten 1959 als erste über lokal behandelte Protheseninfektionen berichtet. Später publizierte Carter (1) 1963 zwei erfolgreiche Fälle. 1980 und 1981 beschrieben Popovsky (6) und Kwaan (3) drei bzw. zehn geheilte, lokal behandelte Graft-Infektionen. 1980 führten wir die erste Lavagebehandlung in unserer Klinik durch, und seit 1984 wenden wir sie bei Protheseninfektionen konsequent an. Unsere Ergebnisse sollen hier vorgestellt werden.

Tabelle 1. Lavagebehandlung: Verteilung nach Voroperation (n = 26)

Karotis-TEA mit Dacron-Patch	1
Subclaviosubclavia-xover-Dacron-Bypass	2
Aortobifemoraler Dacron Bypass	9
Iliofemoraler Dacron-Bypass	1
Femoropoplitealer Dacron-Bypass	10
Iliofemoraler Goretex-Bypass	1
Femoropoplitealer Goretex-Bypass	1
Femorotibialer Goretex-Bypass	1

Methode

Im Zeitraum vom 01.01.1980 bis zum 31.12.1989 wurden bei 26 Patienten 29mal Lavagebehandlungen durchgeführt. Es waren acht weibliche und 18 männliche Patienten. Das Durchschnittsalter betrug 61 Jahre (37–76 Jahre). Die vorausgegangenen Operationen sind in Tabelle 1 und die betroffenen Regionen in Tabelle 2 dargestellt.

Die Infektionen lagen siebenmal fern von der Anastomose und 19mal an der Anastomose.

Die Infektion trat durchschnittlich drei Monate (drei Tage bis zwei Jahre) nach der Voroperation auf. Die Bakterien waren fast immer Staphylococcus aureus, Streptococcus faecalis und Proteus.

Tabelle 2. Lavagebehandlung: Verteilung nach Lokalisation (n = 26)

Karotisgabel	1
Jugulum	1
Retroperitoneum	1
Inguinalbereich	13
Ausgang des Hunterkanals	8
Fossa poplitea	1
Laterale Seite des Kniegelenkes	1

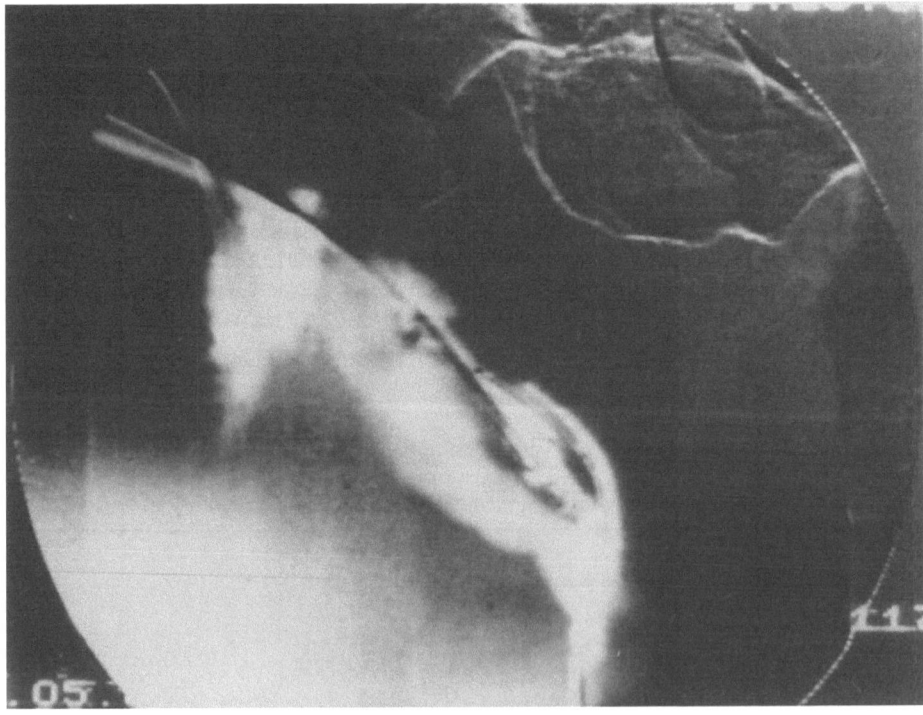

Abb. 1. Fistulographisches Bild einer septischen Fistel im inguinalen Bereich

Bei der Aufnahme zeigten zwei Patienten offene Wunden mit sichtbaren Prothesen, und 24 Patienten hatten eine septische Fistel, deren Diagnose mit Hilfe einer Fistulographie gesichert wurde (Abb. 1).

Verfahren: Sofern eine Fistel vorhanden ist, wird diese unter Allgemeinnarkose mit Methylenblau-Lösung aufgefüllt. Diese Lösung verfärbt das infizierte Gewebe, auch den durch Infektion betroffenen Prothesenabschnitt. Im zweiten Schritt wird die Wunde nach allgemeinchirurgischen Prinzipien freigelegt. Die Prothese wird so weit, wie sie bläulich verfärbt ist, dargestellt. Nach Entfernung des gesamten nekrotischen Gewebes werden in der Tiefe der Wunde einander gegenüber zwei Drains eingelegt. Dann wird die Wunde einschichtig mit Einzelknopfnähten verschlossen. Mit der Spülung wird bereits auf dem Operationstisch begonnen. (In früheren Zeiten wurde dafür Antibiotikalösung verwendet, die jedoch vor drei Jahren gegen PVP-Iodid-Lösung (Braunol) ausgetauscht wurde. Diese Lösung hat eine sehr starke bakterizide Wirkung und ist billiger als die Antibiotikaverwendung.) Rund um die Uhr strömen 1500 ml physiologischer Kochsalzlösung in die Wunde in denen 60 ml PVP gelöst sind. Diese Lösung wird durch ständiges Saugen abgeleitet. Die Behandlung wird sieben Tage ununterbrochen fortgesetzt. Dann wird das einleitende Drain und zwei Tage später der Saugkatheter beseitigt.

Ergebnisse

Wir konnten bei 15 Patienten eine primäre Heilung erreichen. Bei vier erfolglosen Behandlungen wurde diese wiederholt, trotz aller Anstrengung konnte die Infektion jedoch nicht geheilt werden. Bei zwei von diesen vier Fällen trat ein Prothesenverschluß auf, und bei einem Patienten kam es zu einer septischen Blutung. In diesen drei Fällen mußte eine extraanatomische Bypassoperation durchgeführt werden. Bei den anderen acht Patienten war die Prothesenentfernung unvermeidbar, und wegen der schlechten Ausstrombahn konnte auch keine weitere Rekonstruktion vorgenommen werden. Vier dieser acht Patienten verloren ihre Extremität. Ein Todesfall trat nicht auf (Tabelle 3).

Diskussion

In der Gefäßchirurgie scheint es eine allgemeingültige Auffassung zu sein, daß die Protheseninfektion gleichbedeutend ist mit der Entfernung des Grafts. Die Mehrheit der Publikationen bemüht sich, diese Meinung zu unterstützen. Nur wenige Autoren haben die lokale Behandlung erwähnt, jedoch als unzweckmäßig bezeichnet (4, 8). Es ist aber eine Tatsache, daß die wenigen Publikationen, die die

Tabelle 3. Ergebnisse der Lavagebehandlung (n = 26)

Erfolgreich		15
Erfolglos		11
– extraanatomischer Bypass	3	
– Graft-Entfernung	8	
(Amputation: 4)		
Mortalität		0

Ergebnisse der lokalen Instillation berichteten, diese Behandlung gegenüber der unverzüglichen teilweisen oder totalen Graftentfernung für erfolgreicher halten (1, 6, 7).

Auch unsere Ergebnisse scheinen diese Auffassung zu bestätigen. Wir sehen dabei folgende Indikationen bzw. Vorteile dieses Behandlungsschemas:
1. Wenn keine septische Blutung vorhanden war, kann eine Lavagebehandlung versucht werden.
2. Die besten Ergebnisse sind zu erwarten, wenn die Infektion kurzstreckig und fern der Anastomosen gelegen ist.
3. Diese Behandlung bedeutet eine verminderte Belastung für den Patienten. Im eigenen Krankengut trat kein Todesfall auf, gegenüber einer etwa 10%igen Mortalität der extraanatomischen Bypassverfahren.
4. Das Behandlungsverfahren ist kostengünstiger.

Zusammenfassung

In letzter Zeit werden die Protheseninfektionen als Folge gefäßchirurgischer Progression häufiger. In unserer Klinik traten bei 2–3% der rekonstruktiven Eingriffen septische Komplikationen auf (5). Im Zeitraum vom 01.01.1980 bis zum 31.12.1989 wendeten wir 26 Lavagebehandlungen (Spülsaugdrainage) – bei erhaltenen Prothesen – an. Bei 15 Patienten konnte damit eine primäre Heilung erreicht werden. Dreimal wurde ein extraanatomischer Bypass angelegt. Bei vier Patienten war die Amputation nicht zu vermeiden. Obwohl diese Technik seit 1959 in der Literatur bekannt ist, sind bisher nur wenige Publikationen darüber erschienen.

Literatur

1. Carter SC, Cohen A, Whelen TJ (1963) Clinical experience with the management of the infected Dacron graft. Ann Surg 158: 249–255
2. Crawford ES, deBakey ME, Cooley DA (1959) Surgical considerations of peripheral arterial aneurysms. Analysis of 107 cases. Arch Surg 78: 226–238
3. Kwaan JHM, Conolly JE (1981) Successful management of prosthetic graft infections with continuous Povidone-Iodid irrigation. Arch Surg 116: 716–720
4. Miani S, Biasi C, Mingazzini PM (1988) Infection in arterial reconstructions. Int Ang Surg 7: 116–121
5. Nemes A (1987) Hibák, tévedések, szövödmények az érsebészetben. Doktori disszertáció, Semmelweis Orvostudományi Egyetem Budapest
6. Popovsky J, Sandford S (1980) Infected prosthetic grafts. Arch Surg 115: 203–205
7. Reilly LM, Altman H, Lusby RJ (1984) Late results following management of vascular graft infection. J Vasc Surg 1: 36–44
8. Schrammel RJ, Creech O (1959) Effects of infection and exposure on synthetic arterial prostheses. Arch Surg 78: 271–279

Dr. med. G. Biró, Klinik für Gefäß- und Herzchirurgie, Semmelweis Medizinische Universität, Városmajor u. 68, H-1122 Budapest/Ungarn

Klinik, Diagnostik und Therapie retroperitonealer Gefäßprotheseninfektionen

E. P. M. Lorenz, H. V. Zühlke und B. M. Harnoss

Abteilung für Allgemein-, Gefäß- und Thoraxchirurgie, Klinikum Steglitz der Freien Universität Berlin (Geschäftsführender Direktor: Prof. Dr. R. Häring)

Einleitung

Die rekonstruktive Chirurgie der arteriellen Strombahn ist in den letzten 30 Jahren aus dem Pionierstadium experimenteller Chirurgie zu einer anerkannten, eigenständigen chirurgischen Disziplin entwickelt worden. Die Infektion einer retroperitonealen Gefäßprothese ist nach wie vor die am meisten gefürchtete und unerwartete Komplikation in der Gefäßchirurgie. Sie ist mit einer 30–70%igen Letalität in der frühen postoperativen Phase – ausgelöst durch Sepsis und schwere perioperative Komplikationen mit Multiorganversagen – behaftet. Infektionen der Spätphase tragen durch Aneurysmabildung und daraus resultierenden Anastomosenblutungen sowie durch die Ausbildung transprothetisch enteraler Fisteln zur hohen Amputations- und Letalitätsrate bei.

Der häufigste Kontaminationsweg ist der intraoperative: ausgelöst durch Darmverletzungen sowie während simultan durchgeführter Operationen mit Eröffnung von Hohlorganen des Intestinums und des Urogenitaltraktes. Ferner kann es zu einer Kontamination durch Nichtbeachtung der Asepsis oder durch Kontamination mit infizierten atheromatösen Plaques oder Thrombenmaterial im Bereich von großen Aortenaneurysmen kommen. Erst in zweiter Linie ist die hämatogene Kontamination einer Gefäßprothese zu nennen, die sowohl in der frühen postoperativen Phase als auch im weiteren Verlauf sowie in der Nachbehandlungsphase, z. B. durch passagere Bakteriämien wegen endoskopischer Untersuchungen bzw. durch andere operative Eingriffe wie Zahnextraktionen, ausgelöst werden (16). Besonders infektionsgefährdend wirken sich Revisionseingriffe am Prothesenmaterial selbst bei Korrekturen von Thrombosen, falschen Aneurysmen oder Stenosen aus. In der Literatur wird die Inzidenz von Protheseninfektionen nach Revisionseingriffen in einer Höhe von 40–50% angegeben (10, 14, 15).

Klinik in der frühen postoperativen Phase

Die Klinik einer Protheseninfektion in der Frühphase bis zu 4 Wochen postoperativ hängt vom verwendeten Prothesentyp und von der Höhe der Anastomosenlokalisation ab. Da eine Pseudointima fehlt und die bindegewebige Durchbauung der Anastomosenregion noch mangelhaft ist, ist die Frühinfektion als besonders problematisch zu betrachten. Eine Ausbreitung der Infektion ist schrankenlos möglich. Die Diagnose einer infizierten Aortenrohrprothese in der frühen postoperativen Phase kann differentialdiagnostisch schwierig sein, da die klinischen Symptome häufig irreführend sind. Zu beachten sind anhaltende Rückenschmerzen, unklare Hämoglobinkonzentrationsabfälle, persistierende Temperaturerhöhungen und eine uncharakteristische Leukozytose. Diese Symptome und laborchemischen Parameter können jedoch nach jedem größeren retroperitonealen Gefäßeingriff auch ohne Infektion auftreten. Kommt es zur Ausbildung eines septischen Krankheitsbildes, das länger als drei Tage persistiert, ohne daß eine anders geartete Infektionsquelle, beispielsweise eine Harnwegsinfektion, eine Pneumonie oder eine Katheterinfektion, nachgewiesen werden kann, wird eine Gefäßprotheseninfektion wahrscheinlich. Im weiteren Verlauf entwickelt sich rasch eine Sepsis, die in einem Multiorganversagen endet. Die Retroperitonealphlegmone führt über den Weg einer Durchwanderungsperitonitis zusätzlich zum paralytischen Ileus. Bei über 50% der Patienten mit einer Frühinfektion bestehen Zeichen der Sepsis mit Fieber, Leukozytose, späterem Leukozytensturz, Bakteriämie und Hypotension. Der Infektionsweg kann sich nach kaudal über die Bifurkationsprothesenschenkel bis in die Leistenregion fortsetzen und dort primär manifest werden. Es resultiert eine spontane Wundruptur mit Entleerung von blutig tingiertem, infiziertem serösem oder nekrotischem Material.

Klinik der Protheseninfektion in der Spätphase

Die Spätinfektion einer retroperitonealen Prothese kann sich nach Monaten oder sogar Jahren entwickeln. Das klinische Bild ist mannigfaltig und unspezifisch. Es reicht vom Auftreten einer periprothetischen Infektion mit eventueller Ausbildung einer prothetokutanen Fistel bis hin zum Bild der akuten oberen gastrointestinalen Blutung aus einer aortointestinalen Fistel (Abb. 1). Ferner kann es zur Ausbildung eines infizierten Anastomosenaneurysmas kommen: Die Prothese kann durch eine septische Thrombose verschlossen sein, und es kann zu multiplen peripheren septischen Embolien kommen. Die Spätinfektion tritt in über zwei Dritteln der Fälle als Infektion der Leistenregion auf. Klinisch manifestiert sich die Infektion nach Monaten oder Jahren als Senkungsabszeß in der Leiste und dadurch bedingte Anastomoseninsuffizienz bzw. als kutane Fistelbildung. Weitere Leitsymptome der Spätinfektion sind die rezidivierende Sepsis, eine durch die chronische Infektion bedingte Anämie, ein diffuser abdomineller Schmerz oder Rückenschmerz sowie rezidivierende Bakteriämien (5, 10, 12). Ist klinisch keine Anastomose an der Spätinfektion beteiligt und besteht keine Kommunikation zwischen der Prothese und dem Darmlumen, bezeichnen wir dies als paraprothetische Infektion (PPI). Ist dagegen die Anastomose von der Infektion betroffen, so entwickelt sich ein falsches Aneurysma, wobei sowohl die aortale, die iliakale als auch die femorale Anastomose betroffen sein und zur Ruptur führen kann. *Die gefürchtetste Komplikation einer Spätprotheseninfektion ist die Ausbildung einer aortointestinalen Fistel.* Die Pathogenese der sekundären aortoenteralen Fistel bzw. der transprothetisch enteralen Fistel ist eng mit dem Fortschreiten der rekonstruktiven Chirurgie der Aorta verbunden. Bei der aortoenteralen Fistel

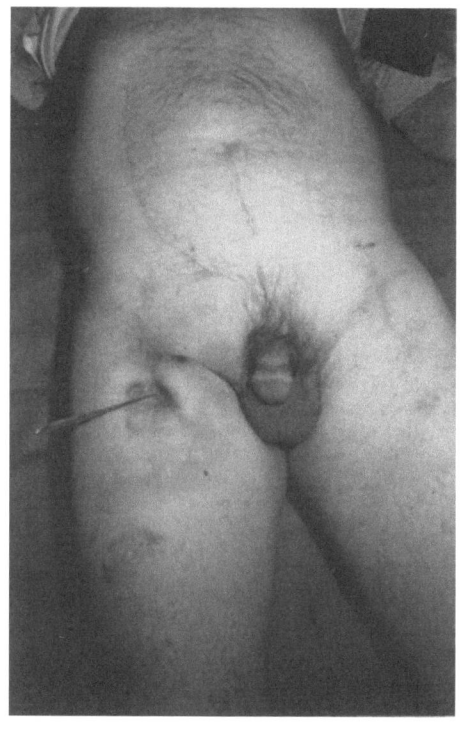

Abb. 1. Prothetokutane Fistel fünf Jahre nach Anlage eines retroperitonealen aortobifemoralen Bypass – Zustand nach Abszeßspaltung

erfaßt die Infektion die Nahtreihe, so daß es hier zu einer Verbindung zwischen Aortenlumen und Gastrointestinaltrakt direkt oder unter Zwischenschaltung eines falschen Aneurysmas kommt. Bei der transprothetisch-enteralen Fistel kommt es durch die Prothese hindurch ohne Beteiligung einer Anastomose zur Arrosion eines Hohlorgans und damit zur gastrointestinalen Blutung.

Hinter jeder klinisch blanden Thrombose eines Prothesenschenkels kann sich eine Spätinfektion (septische Thrombose) verbergen. Auch klinische Symptome wie petechiale Hautblutungen oder eine Osteomyelitis bei stattgefundener retroperitonealer Gefäßoperation sind Zeichen von septischen Mikroembolien in der Gefäßperipherie (1, 2). Insgesamt verläuft das klinische Erscheinungsbild einer späten retroperitonealen Protheseninfektion nicht so gravierend wie bei der Frühinfektion. Das Allgemeinbefinden der Patienten ist nicht wesentlich beeinträchtigt. Die Leukozytose fällt geringer aus, und auch die uncharakteristischen Rückenschmerzen sind schwächer. Die Patienten sind jedoch trotz des häufig geringen Krankheitsgefühls in einem stark reduzierten Allgemeinzustand.

Diagnostik der retroperitonealen Gefäßprotheseninfektion

Die Diagnostik einer retroperitonealen Gefäßprothese kann problematisch sein und erfordert ein differenziertes Vorgehen (Tabelle 1). Der entzündliche Prozeß greift auf das Retroperitoneum über, welches klinischen und apparativen Untersuchungen sehr schwer zugänglich ist. Dies trifft vor allem dann zu, wenn die Infektion nach kaudal die Leistenregion noch nicht erfaßt hat. Bestehen unklare

Tabelle 1. Operatives Vorgehen bei retroperitonealer Protheseninfektion in der frühen und späten postoperativen Phase (Aus 19)

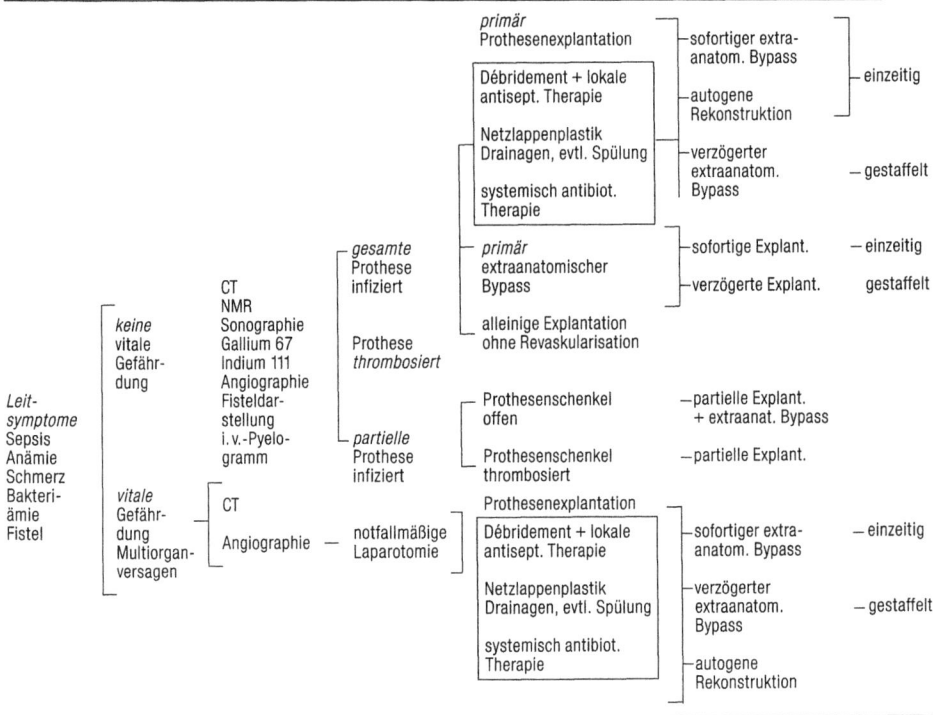

klinische Zeichen, die den Verdacht einer Protheseninfektion aufkommen lassen, muß so lange diagnostiziert werden, bis das Gegenteil bewiesen ist. Hierbei sind anamnestische Daten wie Ablauf der Erstoperation, Anastomosentyp und -lokalisation, Technik des Retroperitonealverschlusses sowie mögliche intra- oder postoperative Komplikationen von großer Bedeutung. Ferner muß der Typ des implantierten Prothesenmaterials bekannt sein. Mit den modernen Untersuchungsverfahren sind heutzutage pathologische Prozesse im Retroperitoneum wie Fibrosen, Gefäßdilatationen, Infektionen und Protheseninfektionen sowie falsche Aneurysmen zuverlässig zu diagnostizieren. Neben allgemeinen klinischen und laborchemischen Untersuchungen muß das gesamte Repertoire der modernen bildgebenden Verfahren zur Anwendung kommen (19).

Computertomographie

Die Spezifität des Computertomogrammes bei der Diagnostik von Pseudoaneurysmen, Nahtinfektionen und intraabdomineller Flüssigkeit beträgt fast 100%. Somit hat die Computertomographie bei retroperitonealen Infektionsprozessen die höchste Aussagekraft. Es können periprothetische Flüssigkeitsansammlungen wie Blut, Abszeßflüssigkeit und andere seröse Flüssigkeiten, Anastomosenaneurysmen, Gefäßverschlüsse und periprothetische Luftansammlungen dargestellt werden (Abb. 2). Nach Kontrastmittelbolusgabe kann durch das CT das wahre

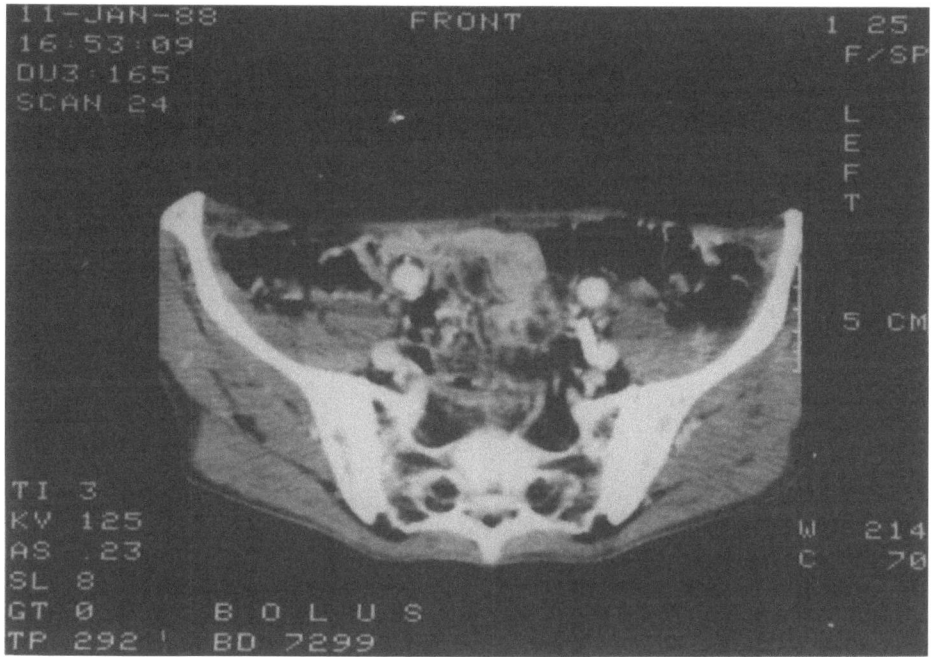

Abb. 2. Periprothetische Flüssigkeitsansammlung im Computertomogramm mit Kontrastmittelbolus im Bereich des linken Prothesenschenkel

Ausmaß einer aneurysmatischen Erweiterung bei Nahtruptur und auch bei aortoenteraler Fistel aufgedeckt werden. Durch orale Kontrastmittelapplikation läßt sich eine Umspülung der Prothese dokumentieren. Eine periprothetische Gasansammlung ist pathognomonisch für eine Infektion und das Vorhandensein von gasbildenden Mikroorganismen.

Kernspintomographie

Die diagnostischen Möglichkeiten entsprechen denen der Computertomographie mit dem Vorteil, daß der Prothesenverlauf in kraniokaudaler Achse verfolgt und dargestellt werden kann (Abb. 3). Der Stellenwert der Methode in der Diagnostik retroperitonealer Infektionen muß noch in weiteren Studien untersucht werden.

Angiographie

Um nach der Diagnose einer retroperitonealen Protheseninfektion einen Revisionseingriff sorgfältig planen zu können, ist eine aktuelle Angiographie unerläßlich; sie erlaubt die Identifizierung und Lokalisation von Anastomosen und die weitere Darstellung der Abstromverhältnisse, die von wesentlicher Bedeutung bei der Planung der Rekonstruktion und der Explantation der Prothese ist. Auch können bei aortoenteralen Fisteln die Lokalisationshöhe und die Abstromverhältnisse dargestellt werden. Eine normale Angiographiebeurteilung schließt keines-

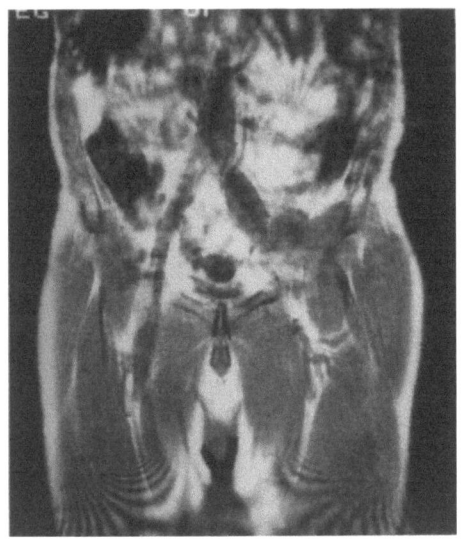

Abb. 3. Periprothetische Flüssigkeitsansammlung in kraniokaudaler Ebene des MRT nach aorto-biiliakalem Bypass

wegs eine retroperitoneale Gefäßprotheseninfektion aus. Lediglich bei massiver lebensbedrohlicher Blutung muß auf eine Angiographie verzichtet werden, da sie zu unnötigen Verzögerungen führt.

Endoskopische Untersuchungen

Die Ösophagogastroduodenoskopie und die Colonoskopie kommen vor allem zur Differentialdiagnose einer retroperitonealen Spätinfektion mit klinischen Zeichen wie Hämatemesis, Melena oder Hämatochezies sowie chronischer hypochromer Anämie zum Einsatz. Durch dieses Verfahren soll die Lokalisationshöhe der Fistelbildung zwischen Aortenprothese und Gastrointestinaltrakt eruiert werden.
Auch bei simultan bestehendem Ulcus duodeni oder ventriculi darf die Suche nach einer aortoduodenalen Fistel nicht aufgegeben werden.
Spezielle szintigraphische Untersuchungen wie die ^{67}Gallium-Szintigraphie und der Leukozyten-Scan mit ^{111}Indium können differentialdiagnostisch ebenfalls entzündliche Prozesse im Retroperitoneum aufdecken.
Sind die Ergebnisse all dieser Untersuchungsverfahren negativ und bleibt die Diagnose weiterhin ungeklärt, so muß man im Extremfall auf einer Prothesenprobefreilegung bestehen. Bei der Infektion in der frühen postoperativen Phase ist bei vitaler Gefährdung der Patienten keine Zeit zur eingehenden Diagnostik. Nach Dokumentation der Infektion durch die Computertomographie sollte notfallmäßig die Relaparotomie erfolgen. Insbesondere eine Fistelsondierung oder eine Fistelographie sollte wegen einer möglichen Infektionsausbreitung nicht durchgeführt werden. Auch die szintigraphischen Untersuchungen sind wegen der überlagernden Wundheilungsprozesse wertlos. Ohne Vorliegen einer vitalen Gefährdung kann bei der Spätinfektion das gesamte Repertoire der Diagnostik eingesetzt werden, um einen optimalen Überblick über Ausmaß und Ausdehnung der

Infektion zu erhalten und ein dementsprechend differenziertes Vorgehen planen zu können.

Therapie der Frühinfektion

Wegen des schweren Krankheitsbildes und der sich rasch entwickelnden Sepsis muß die infizierte Prothese so schnell wie möglich explantiert werden. Hierbei ist das infizierte retroperitoneale Prothesenmaterial komplett zu entfernen (Abb. 4). Die Operation besteht aus der Prothesenexplantation, einem gründlichen Wunddébridement der biologischen Sicherungsoperation durch Omentumtransposition und der Wiederherstellung der peripheren Perfusion durch Anlage eines extraanatomischen Bypass oder durch lokale Desobliteration der ursprünglich verschlossenen Strombahn. Zusätzlich kann eine retroperitoneale Drainage eingelegt bzw. eine postoperative Spülbehandlung – abhängig vom intraoperativen Lokalbefund – durchgeführt werden (5, 11). Bei primärer Anlage einer Bifurkationsprothese mit aortaler End-zu-Seit-Anastomose stellt nach Explantation der infizierten Prothese die autogene Rekonstruktion der Beckenetage die bessere Lösung dar. Die Arteriotomien in der Aorta und in den Anschlußgefäßen werden nach der Desobliteration mit autogenem Gewebe verschlossen. War bei der Primäroperation eine End-zu-End-Anastomose angelegt worden, muß der Aortenstumpf

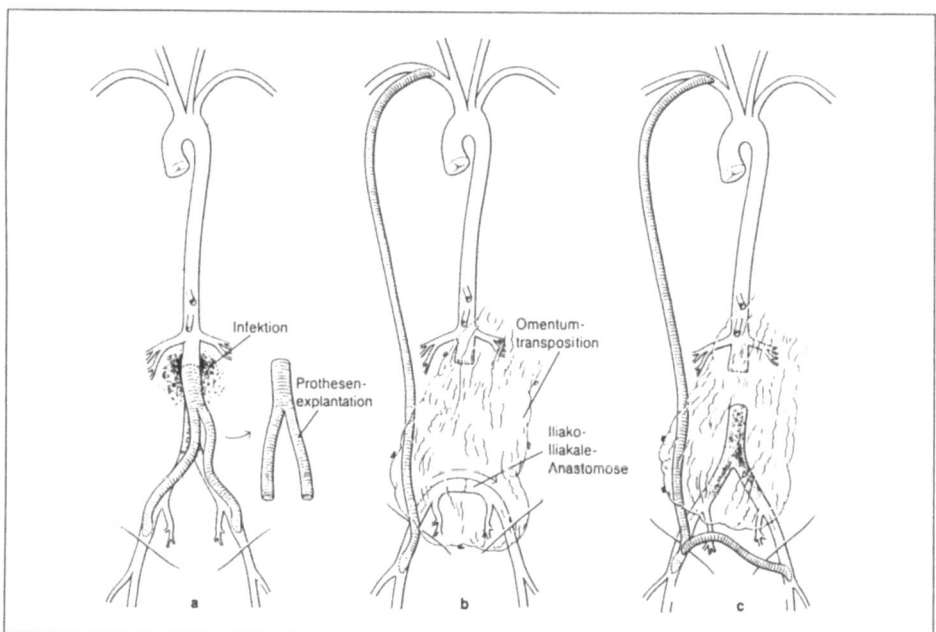

Abb. 4. Nach Explantation einer Rohr- bzw. Bifurkationsprothese mit aortaler End-zu-End-Anastosmose und Anschluß an die Ilikalgefäße oder bei aortoaortaler Interposition wird der Aortenstumpf verschlossen und die offenen Aa. iliacae untereinander anastomisiert (**a**). Die Durchblutung wird mit Hilfe eines axillomonofemoralen Bypass mit retrogradem Abfluß über die Beckenetage gewährleistet (**b**). Sind die Aa. iliacae communis beidseits verschlossen, wird zusätzlich ein femorofemoraler Cross-over-Bypass nach links angelegt (**c**). (Aus 19)

geschlossen werden. In-situ-Rekonstruktionen sollten nicht durchgeführt werden.

Die Revaskularisation der Peripherie erfolgt entsprechend der Höhe der distalen Anastomosen. War eine aortoaortale Interposition durchgeführt worden, so kann man eine iliakoiliakale Anastomosierung der offenen Beckengefäße durchführen und somit durch einen axillomonofemoralen Bypass die Reperfusion beider unterer Extremitäten erreichen. Bei aortoiliakaler Interposition erfolgt die Revaskularisation durch einen axillomonofemoralen Bypass nach rechts und die Perfusion der linken Extremität durch einen autogenen femorofemoralen Cross-Over-Bypass nach links. Im Falle der Infektion beider Leistenregionen muß ein beidseitiger axillofemoraler bzw. poplitealer Bypass im sogenannten „Hosenträgerverfahren" angelegt werden (Abb. 5). Alle diese Verfahren werden in Kombination mit einer ausgedehnten Spülbehandlung und Lokaldesinfektion mit PVP-Iod-Lösung bzw. Taurolidin und durch eine obligatorische, gezielte systemische Antibiotikatherapie durchgeführt. Die zusätzliche Einlage von Kollagen-Antibiotikum-Verband (z. B. Sulmycinimplant) ist empfehlenswert.

Therapie der Spätinfektion

Das operative Vorgehen bei der Spätinfektion wird bestimmt von der Lokalisation und Ausdehnung der Infektion, der klinischen Situation, dem Prothesentyp sowie

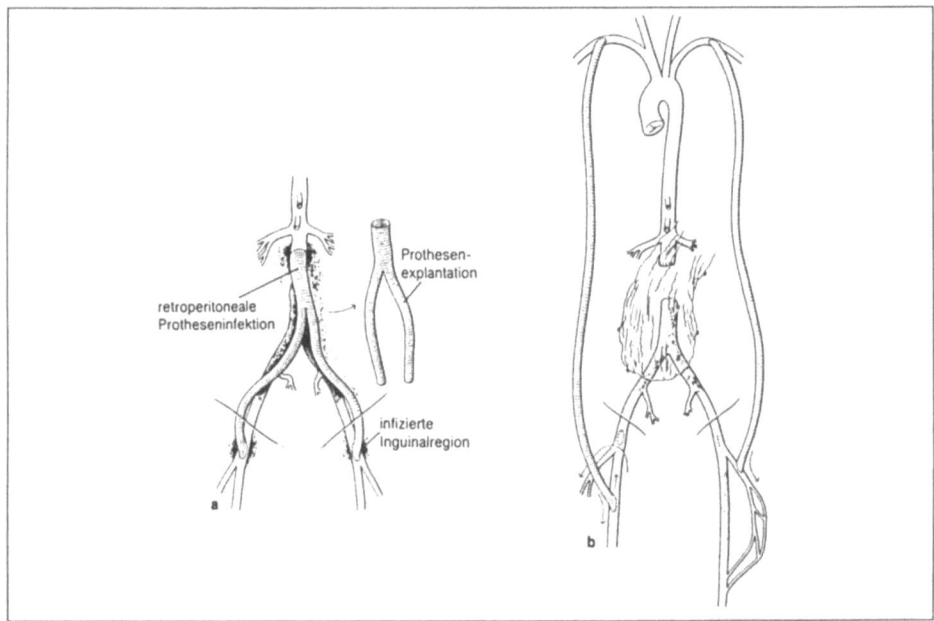

Abb. 5. Nach Explantation einer Bifurkationsprothese mit aortaler End-zu-End-Anastomose und Anschluß an die Leistenregionen (**a**) werden nach Aortenverschluß die Arteriotomien mit einer autogenen Patchplastik verschlossen. Die Revaskularisation erfolgt durch beidseitigen axillofemoralen Bypass, der je nach Gefäßsituation an die distale A. femoralis superficialis, die A. profunda femoris oder die A. poplitea angeschlossen werden kann („Hosenträger-Bypass") (**b**). (Aus 19)

der Lokalisation der Anastomosen und den peripheren Abstromverhältnissen. Im Gegensatz zur Frühinfektion besteht meist keine Notfallsituation, d. h. der Eingriff kann elektiv nach entsprechenden allgemeinen Vorbereitungen durchgeführt werden.

Befindet sich der Patient in einem befriedigenden Allgemeinzustand und sind die peripheren Abstromverhältnisse normal, erfolgt primär die Anlage eines extraanatomischen Bypass und sekundär ca. 5 bis 6 Tage postoperativ nach Einheilung der Prothese die Explantation des infizierten Materials. Bei einer Rohr- bzw. Bifurkationsprothese, die aortoaortal oder aortobiiliakal interponiert worden war, wird primär ein rechtsseitiger axillomonofemoraler Bypass mit femorofemoralem Cross-Over angelegt. Bei gleichzeitiger Infektion der Leisten erfolgt der Anschluß analog zum Vorgehen in der Frühinfektion an die distale A. femoralis superficialis bzw. im sogenannten Hosenträgerverfahren. Hier wird ebenfalls 5 bis 7 Tage nach Anlage des Bypass die Laparotomie und Explantation der infizierten Prothese vorgenommen. Dabei wird radikal sämtliches Naht- und Prothesenmaterial entfernt und eine Nachresektion der Arterienwände, ein minutiöses Débridement sowie eine lokale antiseptische Wundbehandlung durchgeführt.

Lokale retroperitoneale Rekonstruktionsmaßnahmen

Die Explantation der infizierten Prothese ist heute die allgemein anerkannte Therapie der Wahl, jedoch wird in der Literatur immer wieder über erfolgreiche lokale Interventionen berichtet. Hierunter versteht man die sogenannten „In-situ-Rekonstruktionen" in Form von Übernähung der dehiszenten Aortenanastomose, die Explantation des gesamten infizierten Prothesenmaterials mit sofortiger Neuimplantation in einer Operationssitzung im alten Implantatlager. Ferner fällt hierunter der partielle Prothesenaustausch in einer Sitzung, die Explantation des Prothesenmaterials ohne Revaskularisationsmaßnahmen und die alleinige Spülbehandlung besonders bei paraprothetischen Infektionen und bei transprothetischen enteralen Fisteln (8, 13).

Die Explantation der infizierten Prothese mit der sofortigen In-situ-Rekonstruktion durch eine neue Prothese ist allerdings selten berechtigt, vor allen Dingen nur dann, wenn es sich um eine lokal begrenzte Protheseninfektion ohne Anastomosenbeteiligung handelt. Zusätzlich sollte intraoperativ das Retroperitoneum mit PVP-Iod oder Taurolin gespült und eine biologische Sicherungsoperation durchgeführt werden.

In speziellen Perfusionssituationen kann die alleinige Explantation ohne Revaskularisation gewählt werden. Dies ist der Fall bei Prothesenthrombosen, bei Patienten mit Amputationen der unteren Extremitäten, bei Patienten mit guter Kollateralisierung und in den Fällen, bei denen primär eine aortale End-zu-Seit-Anastomose bei Restperfusion der Beckengefäße angelegt worden war.

Liegt eine lokalisierte distale Infektion der Prothese vor, kann ebenfalls eine partielle Prothesenexstirpation erwogen werden. Bei chronischer, auf eine Leistenregion begrenzter Infektion (Fistel, infiziertes Nahtaneurysma, Thrombose) kann die partielle Explantation des betroffenen Prothesenschenkels erfolgen (Abb. 6). Nach retroperitonealer Freilegung des Prothesensegmentes wird dieses im gesunden Areal exstirpiert und übernäht. Das Segment wird zur bakteriologischen Untersuchung eingeschickt. Nach distal wird der Prothesenschenkel soweit

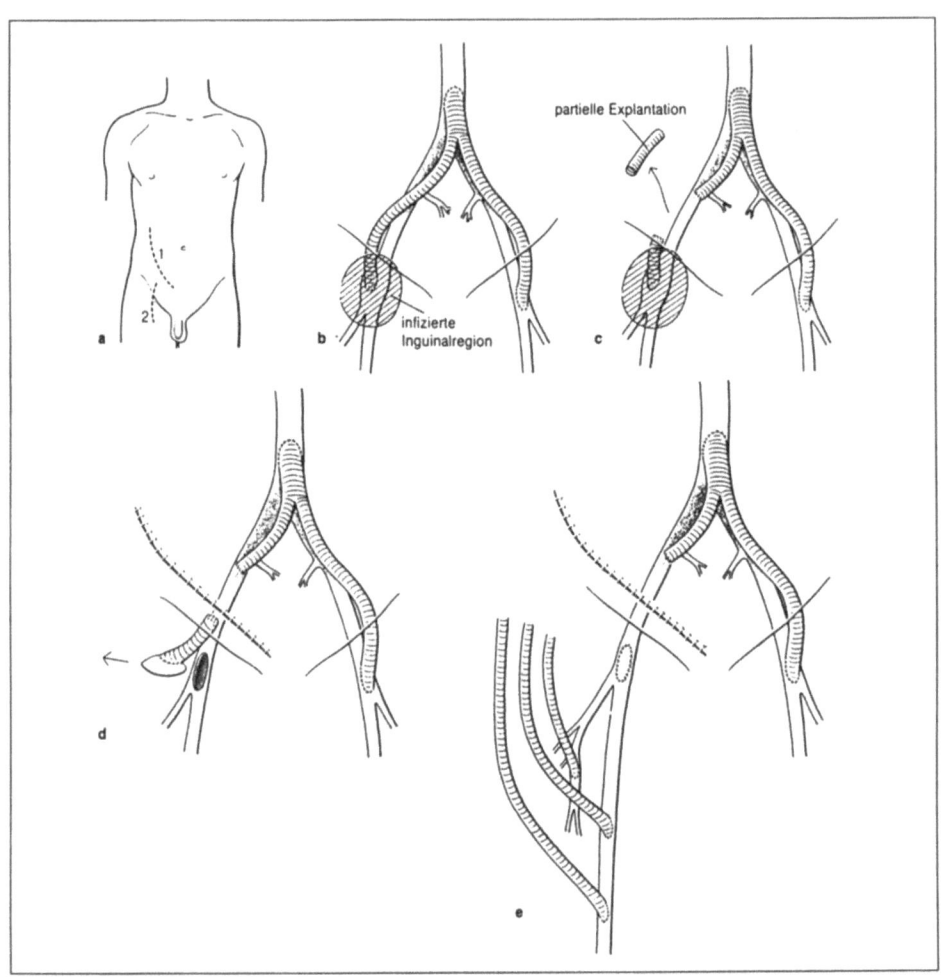

Abb. 6. Bei chronischer, auf eine Leistenregion begrenzter Infektion (**a**, **b**), (Fistel, infiziertes Nahtaneurysma, Thrombose) kann die partielle Explantation des betroffenen Prothesenschenkels erfolgen. Nach retroperitonealer Freilegung des Prothesensegmentes wird dieses im gesunden Areal exstirpiert und übernäht (**c**). Nach Verschluß der Wunde wird die infizierte Leistenregion eröffnet, infizierte Prothese und Anastomosenregion entfernt (**d**) und die A. femoralis communis mit einer autogenen Patchplastik rekonstruiert. Die Revaskularisation erfolgt je nach Klinik und Gefäßsituation (**e**). (Aus 19)

wie möglich bis zum Leistenband sorgfältig freipräpariert, ohne die infizierte Leistenregion zu eröffnen. Die Wunde wird lokal desinfiziert und unter Einlage einer Saugdrainage verschlossen. Die infizierte Leistenregion wird anschließend eröffnet, das infizierte Prothesenmaterial entfernt und die Anastomosenregion revidiert. Hierbei wird die Femoralarterie mit einer autogenen Patchplastik unter Verwendung von monofilem, mittelfristig resorbierbarem Nahtmaterial rekonstruiert.

Das weitere Vorgehen richtet sich nun nach der Durchblutung der Extremität. Entwickelt sich ein Ischämiesyndrom, muß rasch revaskularisiert werden. Dies kann durch Rekonstruktion im infizierten Areal durch femorofemoralen Cross-Over-Bypass erreicht werden, durch Anlage eines extraanatomischen Bypass, durch eine perineal verlegte Prothese von der Gegenseite oder durch Anlage eines nach distal angeschlossenen axillomonofemoralen oder poplitealen Bypass.

Die Entwicklung einer tiefen Infektion nach einem gefäßrekonstruktiven Eingriff erfordert ein gezieltes, frühes und aggressives Vorgehen. Neben der maximalen lokalen Infektbekämpfung hilft in vielen Fällen eine minimale lokale Rekonstruktion unter Verwendung autogenen Materials in Kombination mit mittelfristig resorbierbarem Nahtmaterial, um die Durchblutungssituation zu sichern und damit das Leben und die Extremität des Patienten zu erhalten.

Ergebnisse

Die retroperitoneale Protheseninfektion hat eine hohe Gesamtletalität. Sie wird bei Becker, Elliot, Reilly, Szilagy, Liekweg und Yashar mit 33–75% angegeben, wobei die Amputationsrate 30–50% beträgt (1, 8, 12, 14–16, 18, 19). Im Falle der Notwendigkeit der Explantation einer retroperitonealen Prothese muß die Perfusionssituation der distalen Extremitäten berücksichtigt werden.

Nur bei sehr wenigen Patienten entwickelt sich kein Ischämiesyndrom. Hieraus ergibt sich das Problem der Abwägung der Reihenfolge zwischen Zeitpunkt der Prothesenexplantation und peripherer Revaskularisation.

Eine primäre Revaskularisation durch extraanatomisches Bypassverfahren ohne Eröffnung des infizierten Retroperitonealraumes ist als aseptische Operation anzusehen. Zusätzlich ist die periphere Ischämiezeit minimal. Somit sinkt die Amputationsrate. Argument gegen die primäre Revaskularisation ist die Möglichkeit der hämatogenen Prothesenkontamination, mit der in 15% gerechnet werden muß (19).

Nach Trout betrug die Letalität bei primärer Revaskularisation 25% (17). Wurde dagegen die infizierte Prothese primär entfernt, stieg die Letalität auf 71% an. Bei zusätzlichem Bestehen einer aortoenteralen oder transprothetisch enteralen Fistel verstarben 53% der Patienten nach Explantation mit sekundärer Revaskularisation und lediglich 17% der Patienten, bei denen die Revaskularisation vor der Explantation erfolgte.

Die meisten Patienten tolerieren hierbei ein einzeitiges Vorgehen, d. h. in einer Sitzung die primäre Anlage eines extraanatomischen Bypass und in derselben Narkose die Explantation des infizierten Prothesenschenkels. Noch bessere Ergebnisse lassen sich jedoch beim verzögerten zweizeitigen operativen Vorgehen erzielen, wenn nach primärer Anlage eines extraanatomischen Bypass nach etwa 1 Woche in einer 2. Sitzung die Explantation erfolgt. Reilly berichtete von einer 26%igen Letalität bei 70 Patienten im Falle der sofortigen Revaskularisation in einer Sitzung und über eine Senkung der perioperativen Letalität auf 13% bei Revaskularisation 6 Tage später (14, 15).

Literatur

1. Becker RM, Blundell PE (1976) Infected aortic bifurcation grafts: experience with 14 patients. Surgery 80: 544–549
2. Becker HM, Denck H et al. (1985) Das infizierte Gefäßtransplantat – operationstaktisches Vorgehen: Erhalten oder entfernen? Langenbecks Arch Chir 365: 285–295
3. Bouhoutsos J, Charatzas D, Martin P, Morris T (1974) Infected synthetic arterial grafts. Br J Surg 61: 108–111
4. Buchbinder D, Leather R, Shah D, Karmody A (1980) Pathologic interactions between prosthetic aortic grafts and the gastrointestinal tract: clinical problems and a new experimental approach. Am J Surg 140: 192–198
5. Bunt TJ (1983) Synthetic vascular graft infections. I. Graft infections. Surgery 93: 733–746
6. Conn JH, Hardy JD, Chavez CM, Fain WR (1970) Infected arterial grafts: experience in 22 cases with emphasis on unusual bacteria and technics. Ann Surg 171: 704–714
7. Ehrenfeld WK, Wilbur BW, Olcott CN IV, Stoney RJ (1979) Autogenous tissue reconstruction in the management of infected prosthetic grafts. Surgery 85: 82–92
8. Elliott JP, Smith RF Jr, Szilagyi EE (1974) Aortoenteric and paraprosthetic-enteric fistulas: Problems of diagnosis and management. Arch Surg 108: 479–490
9. Ernst CB, Campbell HC, Daugherty ME et al. (1977) Incidence and significance of intraoperative cultures during abdominal aortic aneurysmectomy. Ann Surg 185: 626–633
10. Goldstone J, Moore WS (1974) Infection in vascular prosthesis: Clinical manifestations and surgical management. Am J Surg 128: 225–233
11. Koning J, Barwegen MGMH, van Berge Henegouwen DP (1980) Die Behandlung von Infektionen nach arteriellen Gefäßrekonstruktionen. Angio 4: 269–275
12. Liekweg WG, Greenfield LJ Jr (1977) Vascular prosthetic infections: Collected experience and results of treatment. Surgery 81: 335–342
13. MacBeth GA, Rubin JR, McIntyre KE Jr et al. (1984) The relevance of arterial wall microbiology to the treatment of prosthetic graft infections: Graft infection vs arterial infection. J Vasc Surg 1: 750–756
14. Reilly LM, Goldstone J (1986) The infected aortic graft in reoperative arterial surgery. Grune & Stratton, New York
15. Reilly LM, Altman H, Lusby RJ et al. Late results following surgical management of vascular graft infection. J Vasc Surg 1 (1984) 36–44
16. Szilagyi DE, Smith RF, Elliot JP, Vrandecic (1972) Infection in arterial reconstruction with synthetic grafts. Ann Surg 176: 321–333
17. Trout HH III, Kotzloff L, Giordano JM (1984) Priority of revascularization in patients with graft enteric fistulas, infected arteries, or infected arterial prostheses. Ann Surg 199: 669–683
18. Yashar JJ, Weyman AK, Burnard RJ, Yashar J (1978) Survival and limb salvage in patients with infected arterial prostheses. Am J Surg 135: 499–504
19. Zühlke HV, Harnoss BM (1988) Septische Gefäßchirurgie. Überreuther-Blackwell, Wien

Dr. med. E. P. M. Lorenz, Abteilung für Allgemein- Gefäß- und Thoraxchirurgie, Klinikum Steglitz der FU Berlin, Hindenburgdamm 30, D-1000 Berlin 45

Protheseninfektion nach aortoiliakofemoralen Rekonstruktionen

L. Metz, J. Neugebauer, M. Hegenscheid

Gefäßchirurgische Klinik, Städtisches Krankenhaus im Friedrichshain
(Chefarzt: Prof. Dr. sc. med. J. Neugebauer)

Einleitung

Im Zeitraum von 1965 bis 1989 haben wir nach der Implantation von 1544 Dacronprothesen im aortoiliakofemoralen Bereich 16 tiefe Protheseninfektionen beobachtet (1,04%). Die einzelnen Rekonstruktionsverfahren sind Tabelle 1 zu entnehmen. Abbildung 1 vermittelt das vorgefundene Erregerspektrum, wobei eindeutig Staphylococcus aureus als dominanter Keim eruiert werden konnte. In Spätphasen der tiefen Protheseninfektionen sind Mischinfektionen häufiger aufgetreten, Monobesiedelung war dann eher als Ausnahme zu registrieren.

Von den 16 Protheseninfektionen traten sieben innerhalb des ersten Jahres auf, darin eingeschlossen die zwei Sofortinfektionen am fünften postoperativen Tag (Frühinfektionen). In neun Fällen beobachteten wir die Infektionen als Spätinfektion ein bis sechs Jahre nach der Prothesenimplantation.

Bei den Frühinfektionen wurde diese Komplikation sechsmal nach einem Ersteingriff und einmal nach einem Zweiteingriff und bei den Spätinfektionen siebenmal nach einem Primär- und zweimal nach einem Sekundäreingriff festgestellt (Abb. 2).

Tabelle 1. Zahl der Bypassoperationen im Zeitraum 1965 bis 1989

aortoaortaler Bypass	34
aortoiliakaler Bypass bds.	149
aortoiliakaler Bypass eins.	10
aortofemoraler Bypass bds.	906
aortofemoraler Bypass eins.	179
iliakofemoraler Bypass eins.	266
Gesamtzahl	1544
Protheseninfektionen 1,04% =	16

Jede Protheseninfektion sollte in einer gefäßchirurgischen Klinik höchste Alarmstufe auslösen und sofort zur Überprüfung aller möglichen und unmöglichen Ursachen und Quellen führen, denn Prävention zählt mehr als Heilung (5, 6). Die Chance des Überlebens ist bei dieser "Gefäßkatastrophe" noch immer mit einer

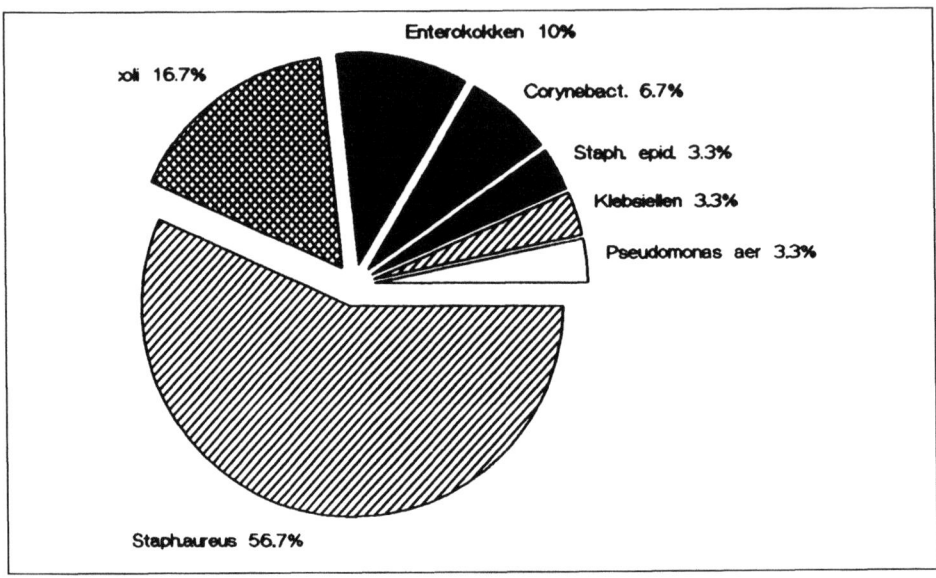

Abb. 1. Erregerspektrum

großen Unsicherheit belastet. Von unseren 16 Patienten mit einer Protheseninfektion überlebten neun Patienten, sieben Patienten verstarben.

In der Tabelle 2 sind die Einzelheiten der letalen Ausgänge in kasuistischer Weise aufgeschlüsselt. Daraus lassen sich leicht die gemeinsamen Merkmale dieser Patienten ableiten: Voroperation: aortobifemoraler Bypass – klinisches Hauptsymptom: Prothesenverschluß – Erreger: überwiegend Staphylococcus aureus – frustrane operative Heilversuche bei foudroyantem Verlauf.

Analog dazu weist Tabelle 3 die Angaben über die erfolgreich behandelten Patienten aus. Bei der Schwere des Krankheitsbildes sollte es nicht verwundern,

Tabelle 2. Foudroyant letal endende Krankheitsverläufe

Pat.	Vorop.	Symptom	Erreger	Op.-Verfahren
1	aortobifem. Bypass	Prothesenverschluß	Staphyl. aureus	Probefreilegung OS-Amputation
2	aortobifem. Bypass	Prothesenverschluß	Staph. aur. Korynebakt.	Prothesenexstirpation
3	aortobifem. Bypass	Prothesenverschluß	kein Nachw.	Prothesenexstirpation
4	aortobifem. Bypass	Prothesenverschluß	E. coli	Prothesenexstirp., Amputation
5	aortobifem. Bypass	Prothesenverschluß	Staphyl. aureus	palliative Rekonstruktion
6	aortobifem. Bypass	Prothesenverschluß	Staphyl. aureus	axillofemoraler Bypass bds.
7	aortobifem. Bypass	Proth. Verschluß li., Anast. aneurysma re.	Enterokokken	Prothesenexstirpation rechts

Tabelle 3. Kasuistik der Überlebenden

Operationsverfahren	Pat.-zahl	Vorop.	Symptome	Ergebnis
Cross-over-Venenbypass	3	Bypass einseitig	Fisteleiterung	Extremität erhalten
Obturatorbypass	2	aortobifem. Bypass	Nahtinsuffizienz, pulsierendes Hämatom	Extremität erhalten
axillofemoraler Bypass	2	aortobifem. Bypass	Fisteleiterung, falsches Aneurysma	Amputation
				Amputation
Prothesenexstirpation einseitig	2	aortobifem. Bypass	Fisteleiterung	Extremität erhalten

daß auch der Verlust einer Extremität durchaus als Erfolg akzeptiert wird. Denn noch immer gilt in diesem Zusammenhang: Rettung des Lebens vor Erhaltung der Extremität. Des weiteren fallen die günstigen Resultate beim Cross-over-Venenbypass und beim Obturatorbypass auf. Die ungünstigen Ergebnisse des axillofemoralen Bypass quo ad extremitatem sind hinlänglich bekannt, demgegenüber kann die ausschließlich palliative Prothesenentfernung durchaus positive Aspekte erbringen (1–4). Mit direkten Revaskularisationen mit autogenem oder alloplastischem Gefäßersatz und zusätzlichen biologischen Sicherungsoperationen besitzen wir keine Erfahrungen, auch wenn eine Netzplastik zur Aortenstumpfsicherung als probates Mittel wiederholt zur Anwendung kam (3, 6).

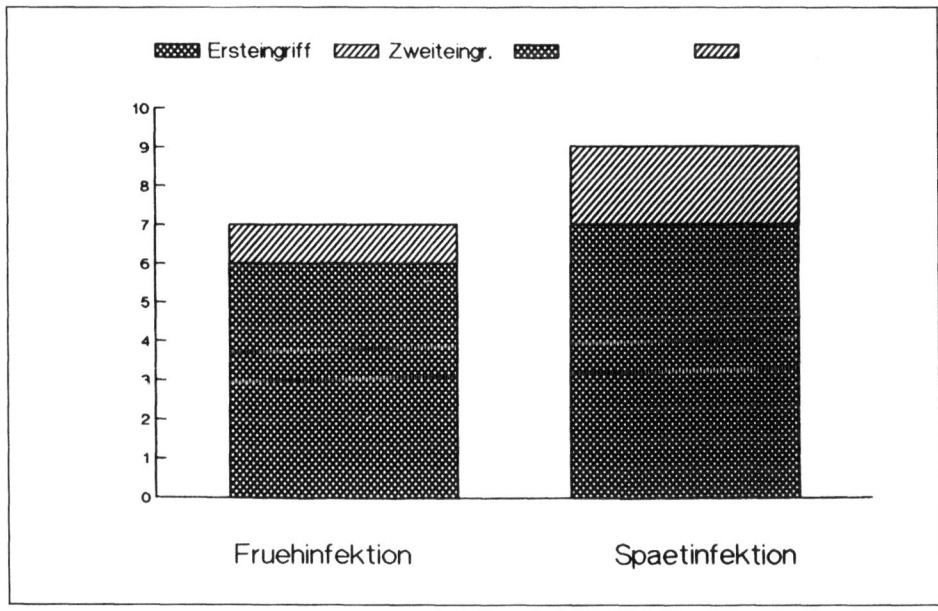

Abb. 2. Infektionsart und -zeitpunkt

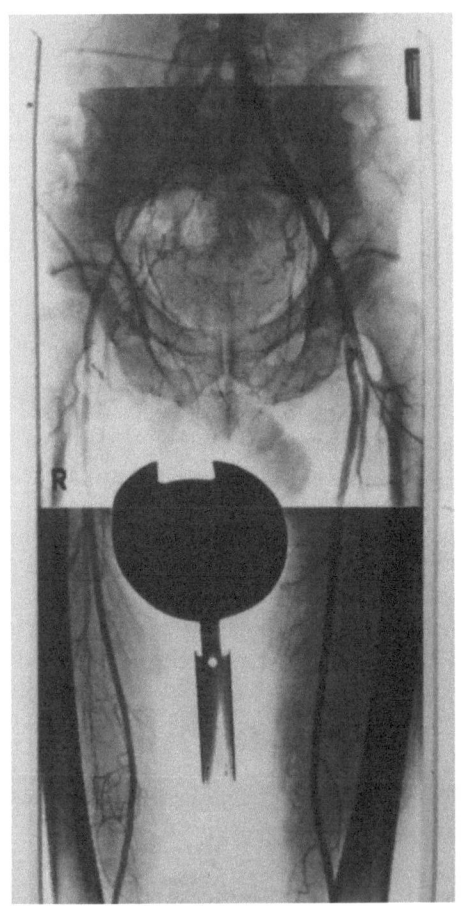

Abb. 3. H. R., 43 J., ♂; präoperativer AAG-Befund: Beckenarterienstenosen re

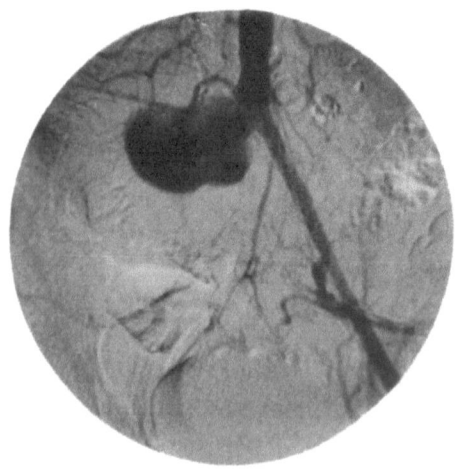

Abb. 4. H. R., Zustand nach aortofemoralem Bypass rechts mit Protheseninfektion nach einem Jahr, Cross-over-Venenbypass und partielle Prothesenentfernung; 8 Jahre danach Nahtaneurysma an dem Prothesenrest ohne Infekt

Zusammenfassend möchten wir die Therapie der tiefen Protheseninfektion nach unserem konventionellen Procedere operationstaktisch in zwei Phasen unterteilen (Abb. 3–6).
1. In der Phase der Revaskularisation gilt für den Infektionsherd die Maxime des „noli me tangere".
2. In der Phase der Sanierung kann nur die radikale Beseitigung des Infektionsherdes zum Erfolg führen.

Zusammenfassung

Unter 1544 Rekonstruktionen im aortoiliakofemoralen Abschnitt mit Gefäßprothesen beobachteten wir von 1965 bis 1989 16 Protheseninfektionen (1,04%).

Die Infektion wurde bei 13 Patienten mit einem bifemoralen Bypass (transperitonealer Zugang Leistenanschluß) und bei drei Patienten mit einem aorto- bzw. iliakofemoralen Bypass (extraperitonealer Zugang Leistenanschluß) manifest.

Sieben Patienten verstarben an den Folgen der Infektion. Neun Patienten konnten durch einen Reeingriff diese Komplikation überleben, davon mußten zwei Patienten amputiert werden.

Folgende Zweitoperationen kamen wegen der Infektion zur Anwendung:
– zweimal Prothesenaustausch;
– viermal Prothesenentfernung mit Aorten- und Arterienligatur;
– dreimal axillofemoraler Bypass;

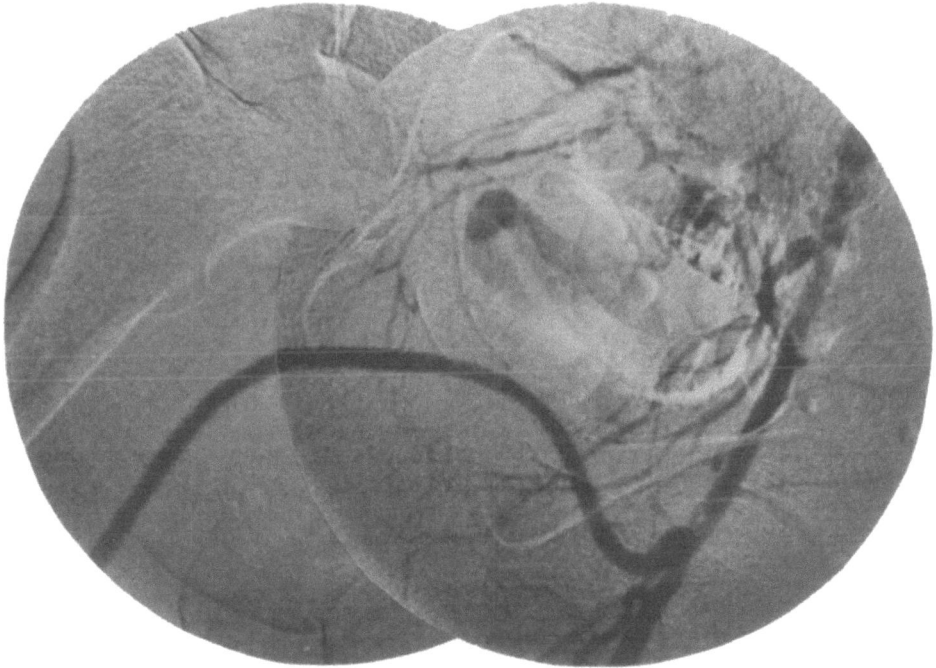

Abb. 5. H. R., Durchgängigkeit des Cross-over-Venenbypass 8 Jahre nach der Infektion

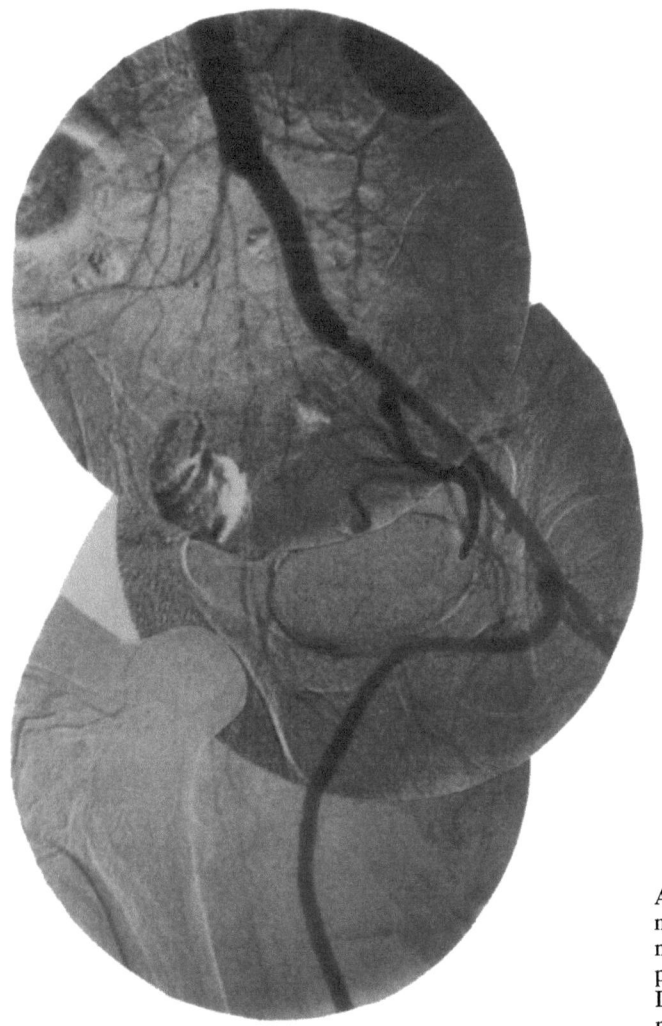

Abb. 6. H. R., Zustand nach Aneurysmaausschaltung, Prothesenrestentfernung und aortoiliakaler Protheseninterposition links mit fortbestehender Durchgängigkeit des Cross-over-Venenbypass

– zweimal Obturator-Prothesenbypass;
– dreimal Cross-over-Venenbypass.
– zweimal palliative Freilegung

Literatur

1. Hepp W, Schulze T (1986) The management of infected grafts in reconstructive vascular surgery. Thorax Cardivasc Surg 34: 265–268
2. Müller-Wiefel H (1987) Atypische Umleitungsoperationen bei chronisch arteriellen Verschlüssen (Infektionen, Risikopatienten). In: Heberer G, van Dongen RJAM (Hrsg) Gefäßchirurgie. Springer, Berlin Heidelberg New York, S 557
3. Piza F (1987) Infektionen in der Gefäßchirurgie. In: Heberer C, van Dongen RJAM (Hrsg) Gefäßchirurgie. Springer, Berlin Heidelberg New York, S 171

4. Veith FJ, Gupta SK (1982) Management of infected aortic grafts. In: Veith FJ (ed) Problems in Vascular Surgery. Appleton-Centure-Crofts, New York, p 371
5. Vollmar J (1982) Rekonstruktive Chirurgie der Arterien, 3. Aufl. Thieme, Stuttgart New York
6. Zühlke HV, Harnoss B-M (1988) Septische Gefäßchirurgie. Überreuther Wissenschaft, Wien

Dr. sc. med. L. Metz, Gefäßchirurgische Klinik, Städtisches Krankenhaus im Friedrichshain, Leninallee 40, O-1017 Berlin

Der Obturatorbypass – ein Therapiekonzept der infizierten Leiste

R. Diller, R. Jaeschock, M. van Betsbrugge, W. Sandmann

Heinrich-Heine-Universität Düsseldorf, Abt. für Gefäßchirurgie und Nierentransplantation (Leiter: Prof. Dr. W. Sandmann)

Einführung

Die Behandlung einer Grad-III-Infektion (Einteilung nach Szilagyi) im Bereich der Leiste nach Gefäßrekonstruktion mit Verwendung von alloplastischem Material und Beteiligung der Anastomose erfordert in der Regel die vollständige Entfernung des alloplastischen Materials (5, 10, 12, 13, 15).

Wegen der oft ungenügenden Kollateralisation der nachgeschalteten Extremität und der daraus resultierenden Minderversorgung sollte zur Vermeidung einer Extremitätengefährdung eine simultane Wiederherstellung der peripheren Durchblutung durch ein extraanatomisches Bypassverfahren angestrebt werden.

Eine Möglichkeit, dies zu realisieren, wurde von Shaw und Baue 1963 vorgestellt (12), wobei der Bypass durch das Foramen obturatorium durchgeführt wird.

Patientengut und Vorgehensweise

Im Zeitraum vom 01.01.1980 bis zum 31.12.1989 haben wir bei 21 Patienten, 3 Frauen und 18 Männern mit einem Durchschnittsalter von 60,4 ± 6,7 Jahren, in 23 Fällen einen Obturatorbypass angelegt.

Voroperationen

Bei 10 Patienten trat die Infektion nach einem Ersteingriff auf: in 7 Fällen nach einem aortofemoralen Bypass (AFB), in 2 Fällen nach einem iliakofemoralen Bypass (IFB) sowie in einem Fall nach einer retrograden Desobliteration der A. iliaca externa.

Bei 6 Patienten entwickelte sich die Infektion nach einem Zweiteingriff, in fünf Fällen nach Leistenrevision infolge eines Prothesenschenkelverschlusses und in einem Fall nach Revision eines Prothesenaneurysmas.

Ein Dritteingriff ging in 6 Fällen der Infektion voraus, bei 4 Patienten handelte es sich wiederum um Revision wegen eines Prothesenschenkelverschlusses, bei einem

Patienten waren Fistelrevisionen nach IFB vorausgegangen und bei einem die Versorgung eines Anastomosenaneurysmas.

Bei einem Patienten waren fünf Eingriffe im Bereich der Leiste erfolgt.

In vier Fällen waren der Infektion Operationen in auswärtigen Kliniken vorausgegangen, im übrigen handelte es sich um bei uns voroperierte Patienten.

Klinik

Die Infektion manifestierte sich in 6 Fällen durch eitrige Sekretion – durchschnittlich nach 4 Wochen –, in 5 Fällen durch eine akute Blutung – durchschnittlich nach 5 Wochen –, 4mal durch eine Superinfektion einer Lymphzyste oder -fistel – durchschnittlich nach 6 Monaten.

In 4 Fällen kam es zu einer Spätfistelbildung nach einem durchschnittlichen Intervall von 18 Monaten.

In 3 Fällen trat ein mykotisches Aneurysma auf – das Intervall lag zwischen 6 Wochen und 6 Jahren – und bei einem Patienten entwickelte sich nach 6 Monaten ein Abszeß.

Das durchschnittliche Intervall zwischen dem letzten sterilen Eingriff und der Reoperation wegen Infektion betrug $5,2 \pm 6,1$ Monate.

Operatives Vorgehen

Nach Vorbereitung des Operationsfeldes im Bereich des Unterbauches und der Extremität wurde der infizierte Hautbereich mit einem Polyvidon getränkten Tupfer verschlossen und mittels Folie versiegelt. Daran anschließend erfolgte die sterile Abdeckung des Operationsfeldes. Die A. iliaca communis wurde mittels extraperitonealem Zugang freigelegt. Daraufhin erfolgte die Freilegung der distalen Anschlußstelle, die im Falle eines Elektiveingriffes durch Angiographie bestimmt worden war.

Zunächst erfolgte die Anfertigung der proximalen Anastomose, nach Tunnelierung wurde die Prothese durch das Foramen obturatum durchgezogen, nach distal geführt und hier anastomosiert. Die Wunden wurden verschlossen, und erst im Anschluß daran erfolgte die Entfernung des alloplastischen Materials im Bereich der Leiste unter Umstechung der Femoralisgabel. Die Wundhöhle wurde mit Iodoformgaze tamponiert und die Hautränder adaptiert.

Proximale Anastomose

In 19 Fällen wurde eine End-zu-End-Anastomose mit einem Prothesenschenkel im nichtinfizierten Bereich durchgeführt, in 2 Fällen war das Spendergefäß die A. iliaca externa und jeweils einmal war es die A. iliaca communis bzw. die kontralaterale A. iliaca externa.

Distale Anastomose

In 15 Fällen erfolgte der Anschluß an die A. femoralis superficialis – davon in 3 Fällen nach vorangegangener Desobliteration der A. femoralis superficialis –, in 6 Fällen an die A. poplitea sowie jeweils einmal an die A. profunda femoris bzw. die A. tibialis anterior.

Prothesenmaterial

Als Umgehung wurde in 18 Fällen eine 8-mm-Dacron-Prothese, in jeweils 2 Fällen eine 6-mm-Dacron- sowie eine 8-mm-PTFE-Prothese und einmal eine 6-mm-PTFE-Prothese verwendet.

Mikrobiologische Befunde

Bei der mikrobiologischen Untersuchung des intraoperativ entnommenen Materials fand sich in 15 Fällen Staphylococcus aureus, in zwei Fällen Pseudomonas aeruginosa sowie einmal Staphylococcus albus, Proteus mirabilis und Klebsiellen. Bei zwei Proben konnte kein Befund erhoben werden. Eine Probe erwies sich als steril, hier war eine Antibiotikatherapie vorausgegangen.

Postoperative Therapie

Alle Patienten wurden antikoaguliert, zunächst durch intravenöse Heparingabe in effektiver Dosierung, die dann in eine Langzeittherapie mit Phenprocoumon übergeleitet wurde. Bei allen Patienten erfolgte postoperativ eine Antibiotikagabe nach Antibiogramm für mindestens drei Monate.

Tabelle 1. Früh- und spätpostoperativer Verlauf nach Anlage eines Obturatorbypass wegen Grad-III-Infektion im Bereich der Leiste

		n	%
Frühpostoperativer Verlauf			
Krankenhausmorbidität			
	Verschlußrate	2	
	Rezidivinfektion	1	
	Amputation	1	
	Nervenläsion	1	
	Letalität	2	10%
Entlassen		19	90%
Nachbeobachtung			
(Nachbeobachtungszeitraum 22 ± 16 Monate)			
lebend		13	68%
	beschwerdefrei	10	
	Bypassverschluß	4	
verstorben		6	32%
	Bypassverschluß	2	

Postoperativer Verlauf (Tabelle 1)

Frühpostoperativer Verlauf

Von den 21 Patienten konnten 19 entlassen werden, davon 18 mit erhaltener Extremität. Zwei Patienten verstarben: ein Patient infolge kardiopulmonaler Insuffizienz bei Pneumonie drei Wochen nach dem Eingriff und ein Patient nach einer Rezidivinfektion infolge einer nichtbeherrschbaren Sepsis. In einem Fall entwickelte sich eine Bypassfrühthrombose, die trotz rechtzeitiger Intervention mit einer Ablatio femoris endete. Bei einem Patienten bestand postoperativ eine Läsion des Nervus ischiadicus.

Nachbeobachtung

Zum Stichtag (01.01.90) lebten bei einem Nachbeobachtungszeitraum von 22 ± 16 Monaten noch 13 Patienten (68%). Zehn Patienten gaben an, beschwerdefrei zu sein. Ein Bypassverschluß war bei 4 von ihnen aufgetreten.

Bei den 6 Patienten, die verstorben waren – Todesursache war bei 4 Patienten eine koronare Herzerkrankung und bei 2 Patienten ein Malignom – war in 2 Fällen ein Bypassverschluß zu eruieren.

Die Therapie des Bypassverschlusses erfolgte in 3 Fällen durch eine Thrombektomie, ohne jedoch die Extremität erhalten zu können. Nur die Neuanlage einer Leistenanastomose im Sinne einer Profundaplastik konnte in 2 Fällen die Extremität erhalten. Ein Patient lehnte bei Claudicatiobeschwerden im Stadium IIb nach Fontaine eine Revision ab.

Kumulative Bypassfunktion (Abb. 1)

Die kumulative Offenheitsrate nach Kaplan-Meier beträgt nach zwei Jahren 62% (patients at risk = 9), ebenso nach fünf Jahren (patients at risk = 2).

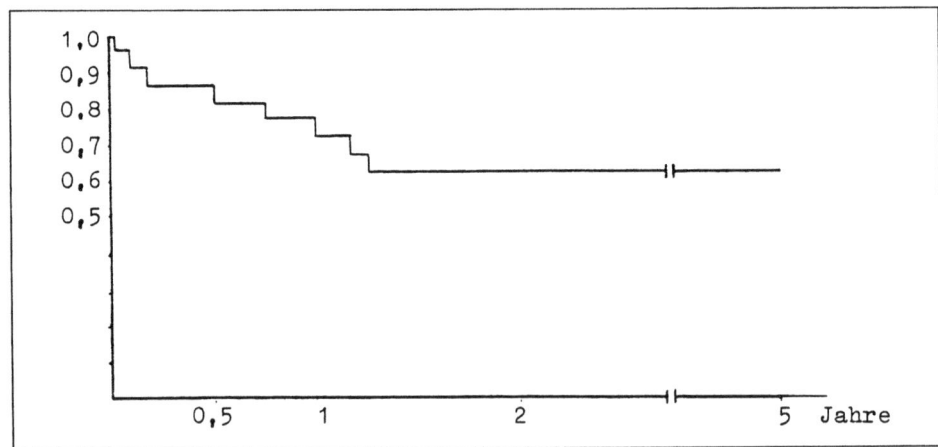

Abb. 1. Kumlative Offenheitsrate nach Anlage eines Obturatorbypass wegen Protheseninfektion III im Bereich der Leiste

Prognostische Faktoren (Tabelle 2)

Einen wesentlichen Einfluß auf die Offenheitsrate scheint das Empfängersegment zu haben: Von den 15 Transplantaten auf die A. femoralis superficialis verschlossen sich 2 (13%), wobei es sich in einem Fall um einen Zustand nach langstreckiger Desobliteration der A. femoralis superficialis und A. poplitea handelte; von den 6 auf die A. poplitea verschlossen sich 4 (67%) sowie jeweils der Bypass zur A. tibialis anterior und A. profunda femoris.

Mit einer Irrtumswahrscheinlichkeit von weniger als 1% liegt die Offenheitsrate bei Anschluß an die A. femoralis superficialis über der anderer Anschlußstellen.

Ein weiteres prognostisches Kriterium stellt die Anzahl der Voroperationen dar. Ist der Obturatorbypass der Zweiteingriff, liegt die Verschlußrate bei 10%, ist er der Dritt- oder Vierteingriff, liegt sie bei jeweils 50% und bei einem Sechsteingriff bei 100%.

Die Bypassfunktion wird ferner vom Querschnitt des benutzten Prothesenmaterials bestimmt. Die Verschlußrate betrug bei den 8-mm-Prothesen 25% (n = 5) und bei den 6-mm-Prothesen 100% (n = 3). Die Irrtumswahrscheinlichkeit liegt dabei unter 2,5%.

Tritt ein Bypassverschluß innerhalb des ersten Jahres auf, so zeigt sich eine signifikant ($p < 0,05$) höhere Amputationsrate gegenüber einem Spätverschluß.

Diskussion

Bei einer Leisteninfektion vom Grad III (Einteilung nach Szilagyi, 13), mit Beteiligung der Anastomose stellt der Obturatorbypass die Möglichkeit dar, die periphere Zirkulation und somit die Extremität zu erhalten und gleichzeitig den Infekt zu sanieren (1–9, 11, 12, 14, 16).

Die Möglichkeit der Erhaltung der Extremität, die in unserem Krankengut zu 82% gelang, schwankt zwischen 74 und 100% (1, 7), wohingegen die alleinige lokale Wundbehandlung mit Belassung des infizierten Materials in bis zu 50% der Fälle zu einem Extremitätenverlust führt (14). Der Erhalt einer gefährdeten

Tabelle 2. Verschlußrate eines Obturatorbypass in Abhängigkeit von der distalen Anschlußstelle und den vorangegangenen Operationen

	n	Verschlußrate n	%
Distale Anastomose			
A. femoralis superficialis	15	2	13%
A. poplitea	6	4	67%
A. profunda femoris	1	1	100%
A. tibialis anterior	1	1	100%
Anzahl der Voroperationen			
Ersteingriff	10	1	10%
Zweiteingriff	6	3	50%
Dritteingriff	6	3	50%
Fünfteingriff	1	1	100%

Extremität nach Verschluß des Obturatorbypass war nur bei Neuanlage der Leistenanastomose möglich (1).

Die Offenheitsrate nach zwei Jahren, in unserem Krankengut 62%, liegt zwischen 55 und 80% (1, 7, 8).

Die Verschlußrate wird wesentlich durch die distale Anschlußstelle – je peripherer, um so ungünstiger – beeinflußt (6, 8), ferner haben Querdurchmesser der Prothese sowie die Anzahl der Voroperationen eine signifikante Bedeutung. Auch wird der Progression des Grundleidens bei unverändertem Risikoprofil (7) eine Bedeutung zugemessen.

Der hohe Anteil von Patienten mit vorangegangenen Revisionseingriffen in unserem Krankengut (57%) bestätigt die bereits beschriebene, erhöhte Infektionsgefährdung in diesem Zusammenhang (10).

Die dominierende Rolle von Staphylococcus aureus als Infektionserreger im Bereich der Leiste (3, 10, 13) konnte mit 75% der nachgewiesenen Keime bestätigt werden.

Trotz Senkung der Letalität bei Grad-III-Infektionen der Leiste, von den Erstbeschreibern des Obturatorbypass (12) 1963 noch mit 43% angegeben, auf 12 (11)–20% (15) liegt die Morbidität mit 15% und die Letalität mit 10% in unserem Krankengut noch in einer beachtenswerten Größenordnung, so daß die Infektionsvermeidung oberstes Gebot bleiben muß.

Zusammenfassung

Bei Grad-III-Infektionen nach Szilagyi im Bereich der Leiste mit Beteiligung der Anastomose ist der Obturatorbypass ein geeignetes Therapieverfahren, welches einen Extremitätenerhalt in 82% der Fälle gewährleisten konnte.

Die Letalität betrug 10%. Die kumulative Offenheitsrate nach zwei Jahren ist 62%. Die die Offenheitsrate beeinflussenden Faktoren sind der distale Anschluß, der Durchmesser des Prothesenmaterials sowie die Häufigkeit vorangegangener Operationen.

Literatur

1. vam Det RJ, Brands LC (1981) The obturator foramen bypass: An alternative procedure in iliofemoral revascularisation. Surgery 89: 543–547
2. Fromm SH, Lucas CE (1970) Obturator bypass for mycotic aneurysm in the drug addict. Arch Surg 100: 82–83
3. Geroulakos G, Parvin SD, Bell PRF (1988) Obturator foramen bypass – the alternative route for sepsis in the femoral triangle. Acta Chir Scand 154: 111–112
4. Hegarty JC, Linton PC, McSweeney ED, Burlington (1969) Revascularisation of the lower extremity through the obturator canal. Arch Surg 98: 35–38
5. Kretschmer G, Niederle B, Huk I, Karner J, Piza-Katzer H, Polterauer P, Walzer LR (1989) Groin infections following vascular surgery: obturator foramen bypass versus biological coverage – a comparative analysis. Eur J Vasc Surg 3: 25–29
6. Nevelsteen A, Mees U, Deleersnijder J, Suy R (1987) Obturatorbypass: a sixteen year experience with 55 cases. Ann Vasc Surg 1: 558–563
7. Niederle B, Polterauer P, Kretschmer G, Piza F (1988) Der Obturatorbypass – Indikation und Ergebnisse bei 27 Patienten. Angio Archiv 16: 90–92
8. Pearce WH, Ricco J-P, Yao JST, Flinn WR, Bergan JJ (1983) Modified technique of obturator bypass in failed or infected grafts. Ann Surg 19: 344–347

9. Ristic M, Davidovic L (1989) Obostrani transobturatorni bajpas posle infekcije grafta u aortobiferoralnoj pozicije. Srp Arh Celok Lek 117: 361–369
10. Sandmann W, Gisbertz K-H, Kovacicek S (1976) Die Wundinfektion nach Arterienoperationen im Becken-Bein-Bereich. Der Chirurg 47: 130–139
11. Sandmann W, Lerut J, Nüllen H, Kremer K (1980) Prophylaxis and therapy of graft infection in vascular surgery. In: Bircks W, Ostermeyer J, Schulte H-D (eds) Cardiovascular Surgery. Springer, Berlin Heidelberg New York
12. Shaw RC, Baue AE (1963) Management of sepsis complicating arterial reconstructive surgery. Surgery 53: 75–86
13. Szilagyi DE, Smith RF, Elliott JP, Vrandecic MP (1972) Infection in arterial Reconstruction with synthetic grafts. Ann Surg 176: 321–333
14. Tilson MD, Sweeney T, Gusberg RJ, Stansel HC (1979) Obturator canal bypass grafts for septic arterial lesions of the femoral artery. Arch Surg 114: 1031–1033
15. Vollmar JF, Hepp W, Voss EU (1981) Das infizierte Gefäßtransplantat – Entfernung oder Erhaltung? Akt Chir 16: 86–92
16. Wood RFM (1982) Arterial grafting through the obturator foramen in secondary hemorrhage from the femoral vessels. Angiology 33: 385–392

Dr. med. Ricarda Diller, Abt. für Gefäßchirurgie und Nierentransplantation, Chirurgische Universitätsklinik, Moorenstr. 5, D-4000 Düsseldorf 1

Pathogenese und stadiengerechte Therapie der aortointestinalen Fistel

B.-M. Harnoss, E. Lorenz, H. Zühlke, M. Ernst

Abteilung für Allgemein-, Gefäß- und Thoraxchirurgie, Klinikum Steglitz der Freien Universität Berlin (Geschäftsführender Direktor: Prof. Dr. R. Häring)

Einleitung

Die obere gastrointestinale Blutung wird ätiologisch von den klassischen Blutungsursachen des Magens und des proximalen Duodenums bestimmt. In seltenen Fällen fulminanter Blutungsepisoden, die eine sofortige therapeutische Intervention in Form der Operation erforderlich machen, erweist erst der Operationsbefund die unerwartete Blutungsursache: die aortointestinale und zumeist duodenale Fistel.

Definition

Definition und Klassifikation der aortointestinalen Kommunikation erfolgt sinnvollerweise unter Berücksichtigung kausalpathogenetischer Gesichtspunkte (15):
1. Unter einer *primären aortointestinalen Fistel* versteht man die aortoenterale Kommunikation als Folge fortgeschrittener arteriosklerotischer Gefäßwandveränderungen oder infektiöser, d. h. mykotischer, tuberkulöser oder luetischer Aneurysmen. Posttraumatische Folgezustände können ebenso wie neoplastische Prozesse als Rarität gelten (7, 12).
2. Die *sekundäre aortointestinale Fistel* wird als Folgezustand revaskularisierender Eingriffe im Bereich der Aortenstrombahn definiert (14). Unter pathogenetischen Gesichtspunkten wird eine weitere Differenzierung erforderlich:
   a) Die aortoenterale Fistel, bei der primär die zumeist infektionsbedingte Nahtdehiszenz mit Ausbildung eines falschen Aneurysmas im Vordergrund steht, das sekundär Anschluß an ein intestinales Hohlorgan findet.
   b) Die transprothetische enterale Fistel wird durch einen primär arrosiven Kontakt zwischen der Gefäßprothese und dem Intestinalorgan induziert, wobei die Fistel transprothetisch und ohne Bezug zur zumeist intakten Anastomosenlinie entsteht.

Pathogenese

ad 1:
Die auf dem Boden chronisch degenerativer Wandveränderungen entstandenen Aneurysmen expandieren und führen durch direkte Drucknekrosen der Darmwand zu einer Kommunikation beider Lumina, wobei in fast zwei Drittel aller Fälle Pars III und IV des Duodenums den bevorzugten Manifestationsort darstellen (4, 5).

ad 2:
Die Pathogenese der sekundären aortointestinalen Fisteln ist eng mit dem Fortschritt der rekonstruktiven Chirurgie der Aorta verbunden. Am häufigsten treten derartige Komplikationen nach intraoperativer Kontamination der Gefäßprothese durch intestinale Bakterien auf. Neben der Gefahr der transmuralen Bakterienmigration auf dem Wege von Mikrotraumen bei der Adhäsiolyse des distalen Duodenums sind Notfallinterventionen und Simultanoperationen mit Eröffnung kontaminierter Hohlorgane zu nennen (3, 10). Das im Rahmen einer sogenannten „low grade infection" entstehende mykotische Aneurysma führt dann, pathogenetisch identisch den Vorgängen beim arteriosklerotischen Aneurysma, zur Darmwandnekrose und Arrosion.

Auch bei der transprothetischen enteralen Fistel steht pathogenetisch die arrodierende Drucknekrose im Vordergrund. Im Unterschied zur primären und sekundären Fistelgenese wird der komprimierende Darmwandkontakt nicht durch ein zwischengeschaltetes Aneurysma, sondern durch die unmittelbar benachbarte Lokalisation bedingt. Operationstaktische Fehler, wie unzureichende Längenanpassung der Prothese, falsche Tunnelierung und ungenügendes Weichteilpolster, sind damit zwangsläufig auslösendes Moment derartiger Komplikationen (8).

Klinik

Wie in dem bereits eingangs erwähnten Fallbeispiel ist die vielfach als charakteristisch beschriebene Trias – Schmerz, gastrointestinale Blutung und pulsierender abdominaler Tumor – oft nur unvollständig ausgebildet. Ebenso wie die Blutungsintensität okkult mit den Zeichen einer hypochromen Anämie, rezidivierend mit symptomfreiem Intervall oder fulminant als Massenblutung mit hypovolämischem Schock zutage treten kann, sind eher unspezifische Infektionszeichen mit rezidivierenden Temperaturerhöhungen oder Septikämien beschrieben, teilweise mit rezidivierender Ileussymptomatik und unspezifischen Schmerzsymptomen im Abdominal- und Retroperiontealbereich (1, 2).

Diagnostik

Entscheidend beim diagnostischen Procedere eines klinisch teilweise so vielfältig und unspezifisch gestalteten Krankheitsbildes ist es, die Möglichkeit einer aortoenteralen Kommunikation in die differentialdiagnostischen Erwägungen einzubeziehen. Dies verlangt bei diskreter Symptomatik den Einsatz endoskopischer Methoden und radiologischer bildgebender Verfahren. Insbesondere die

Computertomographie hat bei retroperitonealen Infektionen die höchste Aussagekraft. Sie vermag das wahre Ausmaß einer aneurysmatischen Erweiterung ebenso zu dokumentieren wie Ansammlungen von Luft und Flüssigkeiten. Aussagekräftiges diagnostisches Kriterium latenter protrahierter Krankheitsverläufe ist die Erregerdokumentation septikämischer Episoden. Wiederholter zweifelsfreier Nachweis von Fäkalflora sollte immer an die Möglichkeit einer aortoenteralen Kommunikation denken lassen.

Der fulminante Krankheitsverlauf kann den Verzicht auf jede weitere diagnostische Maßnahme erforderlich machen: Im Notfall und insbesondere bei gleichzeitig bestehendem, pulsierendem abdominellem Tumor verbindet die unverzügliche Laparotomie Diagnostik und therapeutische Konsequenz.

Therapie

Die Behandlung der primären oder sekundären aortointestinalen Fistel richtet sich nach dem Leitsymptom. Im Falle einer massiven gastrointestinalen Blutung steht die Beherrschung dieser und damit die Erhaltung der Vitalfunktion des Patienten im Vordergrund. Das operative Procedere der aortoenteralen Fistel wird durch den pathogenetisch definierten Fisteltyp bestimmt:

1. Die primäre aortointestinale Fistel

Unter elektiven wie auch notfallmäßigen Bedingungen entspricht das therapeutische Vorgehen zunächst dem des rupturierten Aortenaneurysmas, d. h. anschlingen und abklemmen der Aorta, Versorgung des perforierten Darmanteiles durch Resektion oder Übernähung und Dekontamination des Retroperitonealraumes durch Débridement, Spülung und Drainage. Die Rekonstruktion der Aortenstrombahn erfolgt mit einer primär dichten Dacron-Doppelvelour-Prothese nach der Inlay-Technik und nahezu ausnahmslos möglicher aortoaortaler Interposition. Zusätzlich wird eine biologische Sicherungsoperation mit einer Netzlappenplastik durchgeführt. Bei diesem therapeutischen Vorgehen beträgt die Komplikationsrate weniger als 10% (6, 12).

2. Die sekundäre aortoenterale Fistel

Die Therapie, die zumeist durch eine massive, hämodynamisch relevante Blutung bestimmt ist, umfaßt vier Schwerpunkte:
1. die Blutstillung,
2. den Verschluß des intestinalen Defektes,
3. die Versorgung der aortalen Strombahn durch Rekonstruktion oder Resektion,
4. die Wiederherstellung der peripheren Durchblutung durch orthotopen oder extraanatomischen Bypass.

Vordringliches Ziel der operativen Intervention ist die Blutstillung. Nach Eröffnung des Peritoneums wird zunächst die Aorta freipräpariert und angeschlungen, wobei das entzündliche fibrosierte Areal der Fistelregion vorerst unberührt bleibt.

Gegebenenfalls kann die kreuzende Vena renalis sinistra durchtrennt werden, ebenso wie die Vena testicularis bzw. ovarica. Die Mobilisation der Aorta mit den Nierenarterienabgängen erleichtert sowohl die spätere Anastomosierung einer Gefäßprothese als auch den Verschluß der Aorta im gesunden, nichtinfizierten Areal. Bei ausgedehnten Entzündungsprozessen und Konglomeraten zwischen Dünndarm und Gefäßprothese kann die initiale Abklemmung der Aorta subdiaphragmal oberhalb des Truncus coeliacus zu einer schnellen Beherrschung der Blutungskomplikationen beitragen. Eine methodische Alternative stellt die transluminäre Okklusion der infrarenalen Aorta mit Hilfe eines Ballonkatheters dar, der peripher beispielsweise durch einen Prothesenschenkel und unter Umgehung des eigentlichen Entzündungsherdes eingeführt werden kann (9).

Nach der Versorgung des Intestinaltraktes und Defektdeckung ist die komplette und kompromißlose Explantation des infizierten alloplastischen Materials Voraussetzung für die Ausheilung des ätiologisch bestimmenden Krankheitsgeschehens. Bedingung ist hierbei ein sicherer Aortenverschluß im Gesunden und zusätzlich eine Netzlappenplastik zur Sicherung des Aortenstumpfes.

Die Restitution der peripheren Durchblutung wird von der klinischen Gesamtsituation sowie der Lokalisation und Ausdehnung des Infektionsgeschehens bestimmt. Die In-situ-Reimplantation alloplastischen Materials sollte auf die verzweiflungsvollen Fälle labiler Kreislaufsituation kardiopulmonal hochgradig gefährdeter Patienten beschränkt bleiben. Die biologische Sicherungsoperation mit Netzlappenplastik und die Implantation kollagener Antibiotikaträger vermögen die Reinfektion einer Gefäßprothese nur unzuverlässig zu verhindern. Möglicherweise können hier Antibiotika-haltige Prothesenmaterialien zu besseren Ergebnissen beitragen.

Als Alternative zu der sofortigen In-situ-Rekonstruktion ist die Thrombendarteriektomie der iliakalen Strombahn, halb geschlossen oder mit autogenem Saphena-Patch, zu nennen. Eine weitere Möglichkeit der zumindest partiell orthotopen Rekonstruktion der arteriellen Strombahn mit Vermeidung des komplikationsträchtigen definitiven Aortenverschlusses stellt die sogenannte Trompetenplastik dar. Die Explantation der unilateralen iliakalen Strombahn unter Einschluß des aortalen Bifurkationssegmentes ermöglicht die sorgfältige extrakorporale Präparation und Desobliteration des genannten Gefäßabschnittes sowie anschließende lumenkongruente End-zu-End-Anastomose mit dem proximalen Aortenstumpf (Abb. 1). Die kontralaterale Extremität wird durch einen extraanatomischen Bypass revaskularisiert.

Das sicher aussichtsreichste therapeutische Vorgehen besteht in dem zweizeitigen Verfahren mit primärer Sanierung des abdominellen Infektionsgeschehens und anschließender oder nach Möglichkeit späterer Revaskularisation der Peripherie durch extraanatomischen axillofemoralen Bypass. Entscheidender Faktor für ein derartiges Vorgehen ist die kardiopulmonale Gesamtsituation des Patienten sowie Ausmaß und Qualität kollateraler Umgehungskreisläufe.

Bei elektivem operativem Vorgehen kann die primäre Revaskularisation der Peripherie der späteren retroperitonealen Intervention vorangestellt werden. Dieses methodische Vorgehen gibt neben dem Vorteil der zweizeitigen Intervention dem Operateur die Möglichkeit, den Moment des Zweiteingriffs unabhängig von einer sich möglicherweise verschlechternden peripheren Durchblutungssituation des Patienten bestimmen zu können.

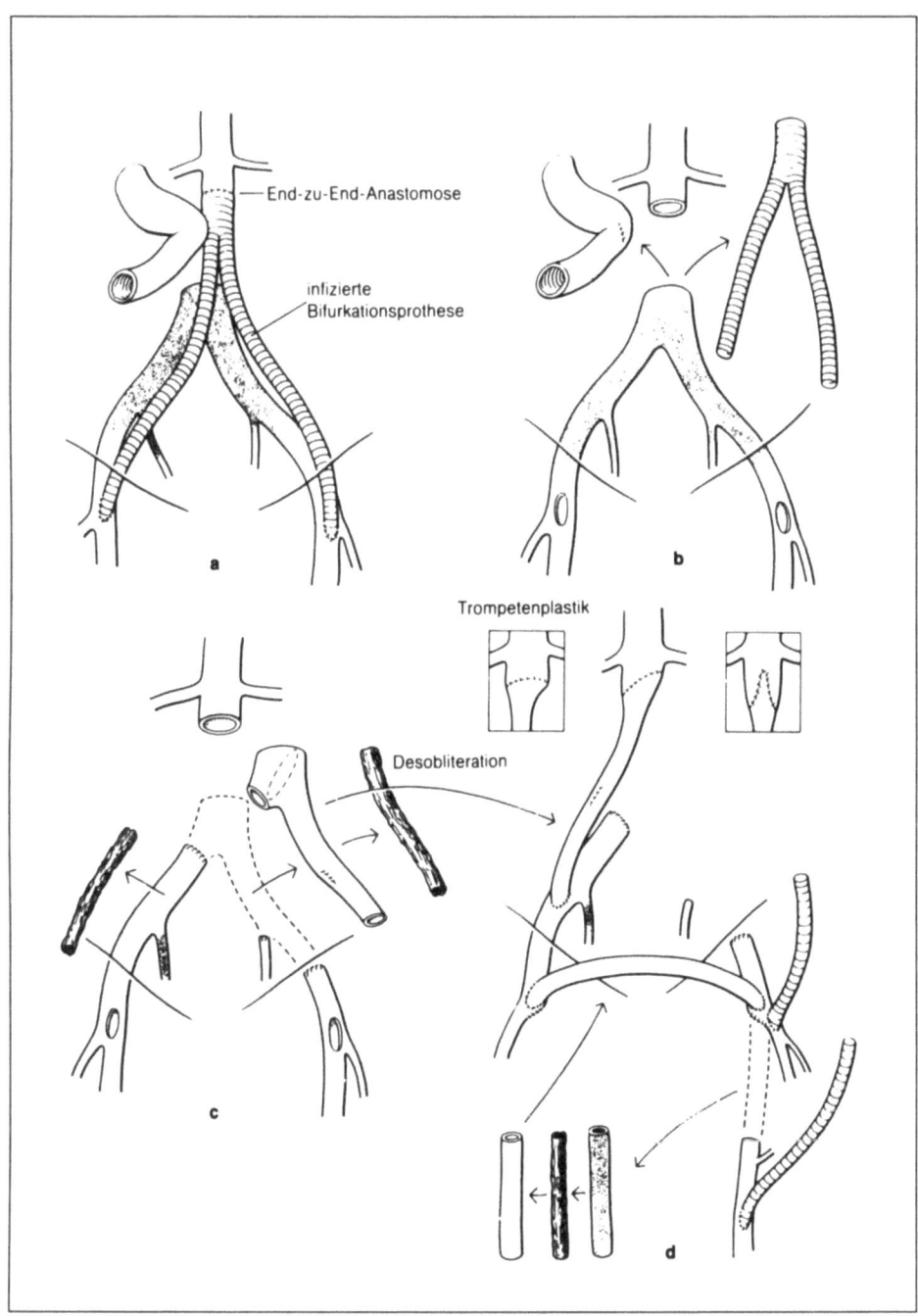

Abb. 1. Autogene Rekonstruktion der aortoiliakofemoralen Gefäßachse bei infizierter Bifurkationsprothese (**a**). Nach Prothesenexplantation (**b**) wird der Aortenstumpf mit einer Trompetenplastik reanastomosiert (**c**) und das Aortensegment mit Hilfe der exstirpierten desobliterierten A. iliaca überbrückt. Die kontralaterale Extremität wird extraanatomisch femorofemoral, axillofemoral oder -popliteal revaskularisiert (**d**) (Aus 15)

Ergebnisse

Hohe Letalitäts- und Amputationsraten retroperitonealer Protheseninfektionen verlangen eine differenzierte und situationsgerechte Therapie dieser oft als verzweiflungsvoll empfundenen operativen Eingriffe. Alleiniges konservatives Abwarten mit oder ohne Laparotomie hat eine 100%ige Letalität derartig erkrankter Patienten zur Folge. Auch die In-situ-Rekonstruktion mit alleiniger Übernähung der Anastomose oder die alleinige Prothesenexplantation weisen eine hohe Letalität auf (Tabelle 1). Nur eine aggressive chirurgische Therapie mit Prothesenexplantation und In-situ-Reimplantation bzw. Revaskularisation durch einen orthotopen oder extraanatomischen Bypass konnte die Letalität auf 56 bzw. 38% senken. Sie stellen damit heute ein allgemein akzeptiertes und anerkanntes therapeutisches Verfahren dar. Die autogene Rekonstruktion ist mit einer Letalität von nur 14% behaftet und bietet zur Zeit damit die besten Ergebnisse bei der Therapie sekundärer aortointestinaler Fisteln (12).

Tabelle 1. Ergebnisse unterschiedlicher therapeutischer Maßnahmen und Letalität der sekundären aortointestinalen Fisteln (Mod. nach (1, 2)

Therapiemaßnahmen	Anzahl	Letalität (%)
Laparotomie		
keine weiteren Maßnahmen	60	60 (100%)
Alleinige Prothesenexplantation	23	17 (74%)
In-situ Rekonstruktion	67	55 (88%)
Prothesenexplantation	66	37 (56%)
In-situ-Reimplantation		
Prothesenexplantation und extraanatom. Bypass	80	31 (38%)
Autogene Rekonstruktion (Reilly 1984)	56	8 (14%)

Literatur

1. Bunt TJ (1983) Synthetic vascular graft infections. I. Graft infections. Surgery 93: 733–746
2. Bunt TJ (1983) Synthetic vascular graft infections. II. Graft-enteric erosion and graft-enteric fistulas. Surgery 94: 1–9
3. Busuttil RW, Rees WR, Baker JD, Wilson SE (1979) Pathogenesis of aortoduodenal fistula: experimental and clinical correlates. Surgery 85: 1–13
4. Champion MC, Sullivan SN, Coles JC et al. (1982) Aortoenteric fistula. Incidence, presentation, recognition, management. Ann Surg 195: 314–317
5. Connolly JE, Kwaan JHM, McCart PM, Brownell DA, Levine EF (1981) Aortoenteric fistula. Ann Surg 194: 402–412
6. Daugherty M, Shearer GR, Ernst CG (1979) Primary aortoduodenal fistula: Extra-anatomic vascular reconstruction not required for successful management. Surgery 86: 399–401
7. Denck H (1985) Die aortointestinale Fistel. Angio 7: 25–35
8. Elliott JP jr, Smith RF, Szilagyi DE (1974) Aortoenteric and paraprosthetic-enteric fistulas: Problems of diagnosis and management. Arch Surg 108: 479–490
9. Hyde GL, Sullivan DM (1982) Fogarthy catheter tamponade of ruptured abdominal aortic aneurysms. Surg Gynecol Obstet 54: 197–199
10. Perdue GD jr, Smith RB III, Ansley JD, Costantino MJ (1980) Impending aortoenteric hemorrhage: the effect of early recognition on improved outcome. Ann Surg 192: 238–243

11. Pfeiffer RB (1982) Successful repair of three primary aortoduodenal fistulae. Arch Surg 117: 1098–1099
12. Reilly LM, Ehrenfeld WK, Stoney RJ (1984) Delayed aortic prosthetic reconstruction after removal of an infected graft. Am J Surg 148: 234–239
13. Sweeny MS, Gadacz TR (1983) Primary aortoduodenal fistula: Manifestation, diagnosis and treatment. Surgery 96: 492–497
14. Szilagyi DE, Smith RF, Elliot JP, Vrandecic MP (1972) Infection in arterial reconstruction with synthetic grafts. Ann Surg 176: 321–333
15. Zühlke H, Harnoss BM (1988) Septische Gefäßchirurgie. Überreuther Wissenschaft, Wien

Priv.-Doz. Dr. med. Dr. med. dent. B.-M. Harnoss, Chirurgische Klinik im Klinikum Steglitz der FU Berlin, Hindenburgdamm 30, D-1000 Berlin 45

Mykotische Aneurysmen der Aorta und der Iliakalarterien – eine retrospektive Analyse

R. Kolvenbach, H. Kniemeyer, W. Sandmann, H. Reintges

Abteilung für Gefäßchirurgie und Nierentransplantation,
Heinrich-Heine Universität Düsseldorf (Leiter: Prof. Dr. W. Sandmann)

Einführung

Der Begriff „mykotisches Aneurysma" wurde erstmals 1885 von Sir William Osler geprägt. Es handelt sich hierbei um ein bakteriell verursachtes Krankheitsbild, das häufiger an der Aorta als an den peripheren Arterien auftritt (6). Pathologisch ist eine Abgrenzung von den luetischen, oft im Bereich des Aortenbogens lokalisierten Aneurysmen, sowie von den inflammatorischen Aortenaneurysmen erforderlich. Unsere Untersuchung befaßt sich mit den primären mykotischen Aneurysmen im Gegensatz zu den sekundären, die z. B. im Rahmen einer Protheseninfektion entstehen. Die Analyse des eigenen Krankengutes erfolgt vor dem Hintergrund einer kontrovers geführten Diskussion über das geeignete Therapiekonzept bei unvermindert hoher perioperativer Letalität (1–3).

Patienten

Die retrospektive Analyse umfaßt alle Patienten mit primären mykotischen Aneurysmen der thorakalen und abdominalen Aorta sowie der Iliakalarterien vom Juli 1974 bis zum September 1990. Neben der Altersverteilung, dem Geschlecht und der Lokalisation gingen der mikrobiologische Befund, das Therapieverfahren, der postoperative Verlauf bzw. die Todesursache in die Untersuchung mit ein.

Ergebnisse

Von 1974 bis zum 1.10.1990 wurden insgesamt 15 Patienten mit primären mykotischen Aneurysmen der Aortoiliakalregion operiert. Im gleichen Zeitraum operierten wir 1304 Patienten mit Aortenaneurysmen. Die mykotischen Aortenaneurysmen betragen somit 0,77% der Aortenaneurysmen insgesamt. Sieben Patienten hatten ein Aneurysma der Abdominalaorta (BAA), 3 Patienten ein Aneurysma der Thorakalaorta (TAA) und 5 ein Aneurysma der Iliakalarterien (IAA) (Geschlechts- und Altersverteilung Tabelle 1). Alle 5 Patienten mit IAA kamen im Stadium der Ruptur zur Aufnahme. Von den 7 BAA-Patienten hatten 5

Tabelle 1. Häufigkeit und Altersverteilung mykotischer Aneurysmen (7/74–9/90), (*BAA* Aneurysma der abdominalen Aorta, *TAA* Aneurysma der thorakalen Aorta, *IAA* Aneurysma der Iliakalarterien)

BAA			7
TAA			3
Männer	(∅ 61,9 Jahre):	7	
Frauen	(∅ 72,7 Jahre):	3	
IAA			5
Männer	(∅ 61,2 Jahre):	5	
Gesamt:			15

eine Ruptur, 4 davon (57%) verstarben an deren Folgen. Ein Patient kam mit einem rupturierten mykotischen TAA und verstarb postoperativ. Die Ätiologie der mykotischen Aneurysmen konnte nur in wenigen Fällen geklärt werden: Bei einem Patienten war es bei einer Appendektomie nach perforierter Appendix zur Verletzung der A. iliaca gekommen. Bei einem BAA-Patienten war 5 Jahre vorher eine transaortale Desobliteration der Nierenarterien durchgeführt worden. Bei den übrigen Patienten fand sich anamnestisch eine Katheterangiographie, eine Nephrektomie sowie eine Oberlappenresektion, ohne daß sich ein eindeutiger Zusammenhang mit der Entstehung des mykotischen Aneurysmas herstellen ließ. Im Gegensatz zu den Patienten mit einem TAA und einem IAA variierte das Keimspektrum der Patienten mit einem mykotischen BAA (Tabelle 2). Das

Tabelle 2. Keimbesiedlung mykotischer Aneurysmen (Abk. siehe Tabelle 1)

BAA	Salmonellen	2	(28,6%)
	Pseudomonas	1	(14,3%)
	Streptokokken	2	(28,6%)
	Kolibakt. u. Enterokokken	1	(14,3%)
	Staphylokokken	1	(14,3%)
TAA	Salmonellen	3	(100%)
IAA	Staphylokokken	4	(80%)
	Pneumokokken	1	(20%)

Tabelle 3. Therapeutisches Vorgehen und Letalität (Abk. siehe Tabelle 1)

		n	verst.
TAA	In-situ-Protheseninterposition	3	2
BAA	axillofemoraler Bypass	3	1
	In-situ-Interponat	2	2
	aortobiiliakales Interponat	2	2
IAA	axillofemoraler Bypass	3	1
	Ligatur	1	
	querer femorofemoraler Bypass	1	1
	(Rückverlagerung u. aortobifem. Bypass	2)	
		15	9 (60%)

therapeutische Vorgehen hatte keinen Einfluß auf die postoperative Letalität (Tabelle 3). Alle 3 Patienten mit einem TAA erhielten eine In-situ-Rekonstruktion. Bei 2 Patienten, die nach einem mykotischen IAA einen queren femorofemoralen Bypass erhalten hatten, wurde die Beckenstrombahn nach 3 bzw. 4,5 Jahren durch einen aortobifemoralen Bypass rekonstruiert. Die In-situ-Rekonstruktion wurde bei 2 Patienten mit einem mykotischen BAA durchgeführt. Drei Patienten erhielten einen axillofemoralen Bypass, verbunden mit einem ausgedehnten Débridement und einer Omentumplastik. Soweit die kleine Fallzahl diesen Schluß zuläßt, hatte das Operationsverfahren keinen Einfluß auf die postoperative Letalität. Ein Patient mit einem BAA verstarb 5 Monate postoperativ, ohne daß die Todesursache festgestellt werden konnte. Die meisten Patienten erlagen einem Sepsis-bedingten Multiorganversagen (Tabelle 4).

Diskussion

Patienten mit einem mykotischen Aneurysma der Aortoiliakalregion werden häufig operiert, ohne daß präoperativ die Diagnose gesichert werden kann. Subfebrile Temperaturen, BSG-Beschleunigung und Leukozytose können auch bei Patienten mit Aneurysmen, die nicht infiziert sind, nachgewiesen werden. Es bleibt abzuwarten, ob neuere diagnostische Verfahren wie die Kernspintomographie in einem höheren Prozentsatz als bisher bereits präoperativ die Diagnose eines mykotischen Aneurysmas sichern können. Die Aufarbeitung unseres Krankengutes zeigt, daß sich das Keimspektrum geändert hat. Während ursprünglich Salmonellen, zumindest im mykotischen Aneurysma der abdominellen Aorta, die häufigsten Erreger waren, fand sich im eigenen Krankengut ein breites Spektrum überwiegend gramnegativer Bakterien. Ursächlich kommt hierfür u. a. die zunehmende Anzahl invasiver diagnostischer Maßnahmen mit Sekundärinfektion in Frage. Retrospektiv ließ sich aber bei der Mehrzahl der untersuchten Patienten der Infektionsmodus nicht sicher feststellen.

Alle Patienten mit einem mykotischen Aneurysma der Iliakaarterien kamen im Stadium der Ruptur zur Operation. Da präoperativ die Infektion nicht immer

Tabelle 4. Postoperative Letalität (*MOV* Multiorganversagen, *ARDS* „Adult-respiratory-distress syndrome")

	n (Patienten)	Todesursache	Zeitraum post operationem
TAA	1	MOV	1 Tag
	1	MOV	16 Tage
BAA	1	?	5 Monate
	1	Lungenembolie	14 Tage
	1	MOV	13 Tage
	1	ARDS	6 Tage
	1	in Tabula	
IAA	1	Infarkt	12 Tage
	1	Staph.-Sepsis	Op.-Tag
Summe	9 Patienten	(60%)	

sicher ausgeschlossen werden kann, sollten diese Aneurysmen frühzeitig beseitigt werden. Die Wahl des Operationsverfahrens hatte keinen Einfluß auf die postoperative Letalität. Die Fallzahlen sind zu gering, um statistische Signifikanz zu erreichen. Während beim mykotischen thorakoabdominellen Aneurysma nur die Möglichkeit der In-situ-Rekonstruktion besteht, kann das mykotische BAA sowohl durch In-situ- als auch durch extraanatomische Rekonstruktion ausgeschaltet werden (4, 5). Im eigenen Krankengut wurde am häufigsten der axillo-femorale Bypass eingesetzt. Die in der Literatur angegebenen Probleme, wie z. B. eine hohe Verschlußrate, fanden sich bei den postoperativ antikoagulierten Patienten nicht (7). Unverzichtbarer Bestandteil der extraanatomischen Rekonstruktion ist neben dem ausgiebigen Débridement die Omentumplastik und Spüldrainage.

Trotz gezielter Antibiotikagabe und intensivmedizinischer Behandlung stellen septische Ereignisse postoperativ das Hauptproblem dar. Als Folge der Sepsis kommt es schließlich zum therapeutisch nicht mehr beherrschbaren Multiorganversagen. Es muß abgewartet werden, ob die frühzeitige Diagnosesicherung und eine darauf aufbauende Op.-Planung die Inzidenz septischer Komplikationen verringern kann. Die große Anzahl rupturierter Aneurysmen, die mitverantwortlich ist für die hohe Letalitätsrate, spricht gegen einen konservativen Behandlungsversuch. Dies gilt auch für kleinere Aneurysmen, bei denen der Verdacht auf eine bakterielle Besiedlung besteht.

Literatur

1. Atnip GR (1989) Mycotic aneurysms of the suprarenal abdominal aorta: Prolonged survival after in situ aortic and visceral reconstruction. J Vasc Surg 10: 635–640
2. Baird RN (1989) Mycotic aortic aneurysms. Eur J Vasc Surg 3: 95–96
3. Chan FY, Crawford SE, Coselli JS, Safi HJ (1989) In situ prosthetic graft replacement for mycotic aneurysms of the aorta. Ann Thorac Surg 47: 193–203
4. Cooke P, Ehrenfeld W (1974) Successful management of mycotic aortic aneurysms: Report of a case. Surgery 75: 132
5. Hyde GH, Hull DA (1973) Ruptured mycotic aneurysms of the abdominal aorta. Med Assoc 71: 728
6. Osler W (1985) The Gulstonian lectures on malignant endocarditis. Brit Med J 1:465–470
7. Riester WH, Serrano A (1976) Infrarenal mycotic aneurysm. A late complication of coronary bypass surgery with proximal aortic dissection. J Thorac Cardiovasc Surg 71: 633

Dr. med. R. Kolvenbach, Abteilung für Gefäßchirurgie und Nierentransplantation, Chirurgische Universitätsklinik, Moorenstr. 5, D-4000 Düsseldorf 1

Grad-III-Infektionen nach Eingriffen an der A. carotis interna

R. Jaeschock, K. Grabitz, G. Torsello, R. Diller, W. Sandmann

Abteilung für Gefäßchirurgie und Nierentransplantation,
Heinrich-Heine-Universität Düsseldorf (Leiter: Prof. Dr. W. Sandmann)

Einleitung

Infektionen nach Eingriffen im Bereich der A. carotis sind selten und sollen mit einer hohen Rate neurologischer Komplikationen und hoher Letalität belastet sein (19, 22). Während der Anteil der oberflächlichen Infektionen mit 3,1% angegeben wird (7), soll die Inzidenz der Grad-III-Infektion (Einteilung nach Szilagyi et al., 17) zwischen 0,06% und 0,5% (3, 7, 13, 15, 19) liegen.

Die Problematik der Therapie ist gekennzeichnet durch Operation in einem infizierten Gebiet und dadurch, daß eine extraanatomische Umleitung zur Versorgung des nachgeschalteten Gehirnes nicht möglich ist (12).

Krankengut und Vorgehensweise

In einem Zeitraum zwischen dem 01.01.1980 und dem 30.06.1990 haben wir 14 Patienten, 9 Männer und 5 Frauen, mit einem Durchschnittsalter von $61,5 \pm 6,8$ Jahren mit einer Grad-III-Infektion nach einem Eingriff im Bereich der A. carotis interna beobachtet. Im Beobachtungszeitraum wurden 1468 Primäreingriffe im Bereich der A. carotis durchgeführt.

Grunderkrankung

Bei 11 Patienten lag eine okkludierende Arteriosklerose, bei 2 Patienten ein primäres Aneurysma – davon ein mykotisches und ein rupturiertes Aneurysma – vor. Bei einem Patienten bestand eine fibromuskuläre Dysplasie der A. carotis interna.

Primäreingriff

Bei 11 Patienten erfolgte eine Endarteriektomie der Karotisgabel mit Patchplastik, in 7 Fällen mit autologer Vene, in 3 Fällen mit einem Dacron- und einmal mit einem

PTFE-Patch. In 3 Fällen wurde ein autologes V.-saphena-Interponat verwendet.
Die durchschnittliche Operationsdauer betrug 130 ± 36 min.

Inzidenz

Bei Verwendung eines alloplastischen Patches des eigenen Krankengutes in den Jahren 1980–1982 trat bei 212 Eingriffen in 3 Fällen (1,4%) eine Infektion auf. Danach wurde nur noch ein autologer V.-saphena-Patch, der immer vom distalen Unterschenkel entnommen wurde, verwendet.

Bei 1256 konsekutiven Eingriffen beobachteten wir nur zu 0,5% eine Grad-III-Infektion (n = 7).

Im Viertelfeldertest findet sich ein hoch signifikanter Unterschied ($p \leq 0,01$).
Eine Antibiotikaprophylaxe wurde in keinem Falle durchgeführt.

Zeitpunkt

Das Intervall zwischen Primäreingriff und Reeingriff wegen aufgetretener Infektion betrug im Gesamtkrankengut 23,9 ± 23,8 Tage. Bei Verwendung autologen Materials betrug das Intervall nur 14,6 ± 11,1 Tage – beim Patch 15,4 ± 10,9 Tage und beim Interponat 12,6 ± 13,6 Tage –, wohingegen nach Verwendung eines alloplastischen Patches das Intervall 47,0 ± 33,7 Tage betrug.

Klinik der Infektion

Bei allen Patienten fand sich eine deutliche Schwellung im Bereich der betroffenen Halsseite, die in 8 Fällen mit einer Rötung und Überwärmung, in 3 Fällen mit einer akuten Blutung einherging. Dreimal imponierte die Schwellung als ein pulsierender Tumor und einmal fand sich eine Fistelbildung. Ein Patient klagte über akut einsetzende Atemnot und bei einem Patienten lag eine Sepsis vor.

Intraoperativer Befund

Bei 7 Patienten lag ein Abszeß, in 5 Fällen ein infiziertes Hämatom vor. Bei 2 Patienten fand sich zusätzlich eine Patchnekrose, und bei 2 weiteren Patienten wurde ein infiziertes Aneurysma gefunden.

Therapie

In 6 Fällen erfolgte nur die isolierte Einbringung einer Spülsaugdrainage mit 2000 ml 5%igem Polyvidon/24 h als Spülmittel, welche 5–6 Tage belassen wurde; in 5 Fällen erfolgte zusätzlich ein Patchaustausch mit autologem Venenstreifen, und in 3 Fällen wurde ein autologes V.-saphena-Interponat verwendet. In Abhängigkeit von der Primärversorgung (Tabelle 1) konnte bei Erstverwendung

Tabelle 1. Therapieverfahren in Abhängigkeit von der Primärversorgung bei Grad-III-Infektion nach Eingriffen an der A. carotis interna

– *Autologer Patch*	
Spüldrainage	5
Interponat	1
Patchaustausch	1
– *Alloplastischer Patch*	
Patchaustausch mit autologer Vene	4
– *Autologes Interponat*	
Interponataustausch	2
Spüldrainage	1

eines autologen Venenstreifens in 5 Fällen eine Spüldrainage angewandt werden. Jeweils einmal war ein Veneninterponat und eine Patcherneuerung notwendig. Bei Erstanwendung eines alloplastischen Patches erfolgte in allen Fällen ein Patchaustausch mit Verwendung von autologem Material. Beim primären Veneninterponat mußte in zwei Fällen eine Interponaterneuerung durchgeführt werden, einmal genügte die Einlage einer Spüldrainage.

Erregernachweis

Allen Patienten wurde intraoperativ Material zur mikrobiologischen Untersuchung entnommen. In 10 Fällen konnte Staphylococcus aureus, in 2 Fällen Koagulase-negative Staphylokokken und jeweils einmal Klebsiella, Salmonella typhii murium und hämolysierende Streptokokken C nachgewiesen werden. Bei einem Patienten lag eine Mischinfektion Koagulase-negativer Staphylokokken und hämolysierender Streptokokken C vor.

Verlauf

Kein Patient verstarb (Tabelle 2). Beschwerdefrei wurden 10 Patienten nach einem mittleren postoperativen Aufenthalt von 10,5 ± 2,6 Tagen entlassen. Bei 2 Patienten fand sich ein postoperatives, hemisphärisches neurologisches Defizit, und 2 Patienten wiesen eine Halsnervenläsion auf.

Bei 2 Patienten entwickelte sich nach jeweils vier Tagen ein Frührezidiv, das durch eine massive Blutung gekennzeichnet war. Bei einem Patienten war nur noch die Ligatur möglich – mit der Folge eines postoperativen hemisphärischen Defizits – und bei dem anderen Patienten erfolgte nach Versorgung eines distalen

Tabelle 2. Verlauf nach invasiver Therapie einer Grad-III-Infektion nach einem Eingriff an der A. carotis interna

Krankenhausletalität	0
Frührezidiv der Infektion	2
beschwerdefrei entlassen	10
neurologisches Defizit	2
Halsnervenläsion	2

Anastomosenlecks die Einlage einer Spülsaugdrainage. Dieser Patient wies dann postoperativ eine periphere Läsion des N. hypoglossus und des N. glossopharyngeus auf.

Diskussion

Grad-III-Infektionen nach Eingriffen im Bereich der A. carotis interna stellen nach wie vor ein seltenes, aber schwerwiegendes Ereignis dar (19, 22). Ursache der Infektion soll die intraoperative Kontamination sein (19, 22).

Die Verwendung eines autologen Patches wird wegen der geringen Rezidivstenoserate (1, 4, 8, 18) favorisiert. Ob die Verwendung des autologen oder alloplastischen Patches einen Einfluß auf die Infektionshäufigkeit hat, muß offen bleiben, da vergleichende prospektive Studien nicht vorliegen.

Wenn auch Infektionsraten von 0,17% (13) bei Verwendung eines alloplastischen Patches und von 0,09% bei direkter Naht (19) angegeben werden, so ist der Verwendung autologen Patchmateriales in der retrospektiven Untersuchung unseres Krankengutes mit einer um 75% niedrigeren Infektionsrate der Vorzug zu geben.

In der Regel manifestiert sich eine Infektion durch Ausbildung eines Aneurysmas (12, 22), welches in unserem Krankengut jedoch nur bei 2 Patienten gefunden wurde. Im Vordergrund standen die klassischen, von Celsus bereits vor fast 2000 Jahren beschriebenen Zeichen einer Infektion: Schwellung–Rötung–Überwärmung (zit. nach 9), die in fast 60% angetroffen wurden. So wurde intraoperativ bei der Hälfte der Patienten ein Abszeß gefunden.

Das Auftreten einer Patchnekrose bei einem infektiösen Geschehen stellt eher die Ausnahme als die Regel dar (10) und soll nur bei einem V.-saphena-magna-Patch, der vom Unterschenkel entnommen ist, vorkommen (2, 14).

Der häufigste Erreger einer Infektion nach Eingriffen im Bereich der A. carotis ist Staphylococcus aureus (2, 14). Er war auch in unserem Krankengut mit 71% der am meisten nachgewiesene Keim.

Für die Therapie der Grad-III-Infektion nach Eingriffen im Bereich der A. carotis interna gibt es keine einheitlichen Richtlinien. Wir halten bei Verwendung von alloplastischem Material bei der Primäroperation die Entfernung des Fremdmaterials und die Rekonstruktion mittels autologen Materials, sei es als Patchplastik oder als Veneninterponat, nach Resektion des infizierten Gefäßabschnittes unter Verwendung resorbierbaren Nahtmaterials für unbedingt erforderlich (13, 16, 19, 20, 22).

Die Anwendung einer Spülbehandlung mit Polyvidon-Lösung (21), welche auch bei Belassung des alloplastischen Materials zur Beherrschung und Ausheilung der Infektion führen soll (6, 11), halten wir nur bei Verwendung autologen Materials beim Ersteingriff für gerechtfertigt. Die Ligatur der A. carotis interna sollte nur bei einer nichtbeherrschbaren Rezidivinfektion mit auftretender Blutung (22) durchgeführt werden: eine Methode, die wir anzuwenden nur einmal gezwungen waren.

Während das neurologische Defizit infolge einer Grad-III-Infektion als „quite high" (19, 22) angegeben wird, konnten wir 71% der Patienten beschwerdefrei entlassen. In nur 14% sahen wir ein neurologisches, operationsbedingtes Defizit.

Die Vermeidung der, wenn auch selten auftretenden, Komplikation einer Grad-III-Infektion (17) ist durch eine sorgfältige Beachtung der Sterilitätskette mit peinlicher Desinfektion der Haut und gewebeschonender operativer Technik möglich (12, 19). Eine autologe Rekonstruktion nach Eingriffen an der A. carotis interna ist die optimale operative Verfahrenswahl.

Zusammenfassung

Grad-III-Infektionen nach Eingriffen im Bereich der A. carotis interna sind eine seltene Komplikation, die bei Anwendung von autologem Ersatzmaterial signifikant weniger angetroffen wird. Als Haupterreger kann Staphylococcus aureus nachgewiesen werden. Bei Primärverwendung von alloplastischem Material ist der Austausch unter Verwendung von autologem Material die Therapie der Wahl, während bei Primärverwendung von autologem Material eine Spülbehandlung ein geeignetes Verfahren darstellt.

Literatur

1. Archie JP (1987) Prevention of early restenosis after carotid endarterectomy by saphenous vein patch angioplasty. Stroke 17: 901–905
2. Archie JP, Green JJ (1990) Saphenous vein rupture pressure, rupture stress, and carotid endarterectomy vein patch reconstruction. Surgery 107: 389–396
3. Carstensen G, Balzer K (1980) Reinterventionen bei Infektionen nach rekonstruktiven Arterieneingriffen. Chirurg 51: 19–25
4. Eikelboom BC, Ackerstoff RG, Hoeneveld H, Ludwig JW, Treewen C (1988) Benefits of carotid patching: a randomized study. J Vasc Surg 7: 240–247
5. Ferguson LJ, Fell G, Buxton B, Royle JP (1984) Mycotic cervical carotid aneurysm. Br J Surg 71: 245–251
6. Ghosn PB, Rabbat AG, Trudel J (1983) Why remove an infected aortofemoral graft? Can J Surg 26: 330–331
7. Heberer G, Zehle A, Chorus A (1971) Wundheilungsstörungen in der rekonstruktiven Arterienchirurgie. Chirurg 41: 337–346
8. Hertzer WR, Beven EG, O'Hara PJ, Krajewski LP (1987) A prospektive study to vein patch angioplasty during carotid endarterectomy. Ann Surg 206: 628–635
9. Holle G (1967) Lehrbuch der allgemeinen Pathologie. Gustav Fischer, Stuttgart, New York, S 86 ff
10. Kappey F, Thümler P, Meyer W (1976) Aneurysma infolge Patchnekrose nach Carotisgabel-Thrombarterektomie. VASA 5: 58–60
11. Kingth CD, Farnell MB, Hollier LH (1983) Treatment of aortic graft infection with povidone-iodine irrigation. Mayo Clin Proc 58: 472–475
12. Motte S, Wautrecht JC, Bellens B, Vincent G, Dereume JP, Delcour C (1987) Infected false aneurysm following carotid endarterectomy with vein patch angioplasty. J Cardiovasc Surg 28: 734–736
13. Reul CJ, Cooley DA (1986) False aneurysms of the carotid artery. In: Bergan JJ, Yao JST (eds) Reoperative arterial surgery. Grune & Stratton, New York
14. Riles TS, Lamparello PJ, Giangola G, Imperato AM (1990) Rupture of the vein patch: A rare complication of carotid endarterectomy. Surgery 107: 10–12
15. Sandmann W, Kremer K (1983) Materialproblem in der Gefäßchirurgie. Chirurg 54: 433–443
16. Sandmann W, Hennerici M, Aulich H, Kniemeyer H, Kremer KW (1984) Progress in carotid artery surgery at the base of the skull. J Vasc Surg 1: 734–743

17. Szilagyi DE, Smith RF, Elliot JP, Vrandecic MP (1972) Infection in arterial reconstruction with synthetic grafts. Ann Surg 176: 312–333
18. Ten Holter JBM, Ackerstaff RGA, Thoe Schwartzenberger GWS, Eikelboom BC, Vermeulen FEE, van den Berg ECJM (1990) The impact of vein patch angioplasty on long-term surgical outcome after carotid endarterectomy. J Cardiovasc Surg 31: 58–65
19. Thompson JE (1979) Complications of carotid endarterectomy and their prevention. World J Surg 3: 155–165
20. Welling RE, Taha A, Goel T (1983) Extracranial carotid artery. aneurysm. Surgery 93: 319–323
21. Zamora JL (1984) Polyvidone-iodine and wound infection. Surgery 101: 121–122
22. Zühlke H-V, Harnoss B-M (1988) Septische Gefäßchirurgie. Überreuther Wissenschaft, Wien–Berlin

Priv.-Doz. Dr. med. R. Jaeschock, Abteilung für Gefäßchirurgie und Nierentransplantation, Chirurgische Universitätsklinik, Moorenstr. 5, D-4000 Düsseldorf 1

Gentamicin-Kollagenvlies beim tiefen Leisteninfekt in der Gefäßchirurgie

H. Schweiger, R. Schwab, M. Jacob

Chirurgische Klinik mit Poliklinik der Universität Erlangen-Nürnberg, Abteilung für Gefäßchirurgie (Direktor: Prof. Dr. F. P. Gall)

Einführung

Die Leistenregion ist die Schaltstelle gefäßchirurgisch-arterieller Rekonstruktionen der peripheren arteriellen Verschlußkrankheit. Sowohl bei Rekonstruktionen von Beckenarterienverschlüssen als auch von peripheren Gefäßläsionen dient die Femoralisgabel als ideales distales Empfänger- bzw. proximales Spendersegment. Unglücklicherweise ist die Leiste gleichzeitig der häufigste Ort für oberflächliche und tiefe Wundinfekte in der rekonstruktiven Gefäßchirurgie. Bei fehlenden alternativen Anschlußmöglichkeiten und schlechten Kollateralverhältnissen ist der tiefe Leisteninfekt oft gleichbedeutend mit dem Verlust der Extremität, gleichzeitig kann die Infektion den Patienten vital bedrohen. Die Entwicklung von implantierbaren Antibiotikareservoiren scheint vom theoretischen Aspekt her eine Bereicherung in der Therapie des tiefen Leisteninfektes zu sein, wenn auch die therapeutischen Grundkonzepte des tiefen Wundinfektes dadurch nicht berührt werden. Ausgehend von Erfahrungen mit der Anwendung von nichtresorbierbaren Gentamicin-Trägern (PMMA-Ketten) haben wir in den letzten Jahren die Anwendung von Gentamicin-Kollagenvlies (Sulmycin-Implant) bevorzugt, da das Kollagen-Vlies neben anderen Vorteilen vollständig resorbierbar ist und nicht entfernt werden muß.

Diganose und Therapie des tiefen Leisteninfektes

Weder klinisch noch bakteriologisch kann eine Transplantatinfektion sicher ausgeschlossen werden, insbesondere wenn es sich um eine Infektion mit früher als

Tabelle 1. Nachweis von S. epidermidis in Gefäßprothesen (Nach 2)

Nachweismethode	Sichere Infektion (klinisch apparent)	Fragliche Infektion (klinisch keine Infektion)
Agarmedium	1/18 = 6%	
Nährbullion	26/41 = 63%	0/31 = 0%
Nährbullion + „biofilm disruption"	31/41 = 76%	7/31 = 23%

apathogen angesehenen Keimen der Hautflora handelt. In einer experimentellen Untersuchung von Bergamini et al. (2) konnte gezeigt werden, daß eine klinisch sichere Infektion von Gefäßprothesen mit S. epidermidis durch übliche bakteriologische Methoden (Agarmedium) nur in 6% der Fälle nachgewiesen werden kann. Umgekehrt gelang bei 23% der potentiell infizierten, jedoch klinisch unauffälligen Gefäßprothesen durch entsprechende bakteriologische Verfahren ein Keimnachweis (Tabelle 1).

Bei gesicherter Infektion bieten sich drei Therapieverfahren an: 1. die Transplantaterhaltung durch konservative Maßnahmen, 2. die extraanatomische Umgehung der infizierten Leiste und 3. die Rekonstruktion im infizierten Gebiet. Alle drei Therapieprinzipien haben ihren Stellenwert bzw. können nur bei Vorliegen ganz bestimmter Voraussetzungen zur Anwendung kommen.

In der Therapie des tiefen Leisteninfekts ist die Verwendung von Antibiotikaträgern als adjuvante Maßnahme anzusehen, ihr Stellenwert sicherlich statistisch nicht prüfbar. Ihre Anwendung ändert weder die Indikation zu einem bestimmten Vorgehen, noch läßt sie andere Möglichkeiten der Infekttherapie (Débridement, Netzplastik, Sartoriusplastik) überflüssig werden.

Wir haben in den letzten Jahren bei insbesamt 28 gesicherten tiefen Infektionen in der Leistenregion Gentamicin-Kollagenvlies eingesetzt. Anhand von zwei Beispielen soll Vorgehen und Ergebnis exemplarisch dargestellt werden.

Fall 1 (284914):

69jähriger Patient mit AVK IV links, Z. n. auswärtig durchgeführter Profundaplastik vor einem Jahr. Bei angiographisch nachgewiesenem Mehretagenverschluß wurde eine Gore-Tex-Prothese in iliakofemoraler Position implantiert und eine lumbale Sympathektomie durchgeführt. Die Entlassung erfolgte bei reizlosen Wundverhältnissen nach Entfernung der Hautfäden. Erneute stationäre Aufnahme fünf Monate später wegen fehlender klinischer Besserung. Angiographisch offener Bypass mit proximalem Nahtaneurysma. Bei Freilegung der Leiste zeigte sich das Transplantat infiziert (Enterokokken), weswegen der Eingriff als Probefreilegung beendet wurde. Wenige Tage später – nach Aufklärung des Patienten-transperitoneale Entfernung der Gore-Tex-Prothese, intraoperative Dilatation der A. iliaca von proximal und Venen-Patchplastik der iliakalen Anastomose. In gleicher Sitzung Eröffnung der Leiste, Absetzen des distalen Prothesenrestes und ausgiebiges Débridement der Leiste. Implantation eines femoropoplitealen Composite-Bypass mit proximalem Venensegment (distale Vene wegen Kriegsverletzung nicht verwendbar), Einbringen von Sulmycin-Schwämmen in den Leistenbereich und retroperitoneal. Der postoperative Verlauf war, bis auf eine oberflächliche Sekundärheilung der Leiste (Grad 1), komplikationslos.

Bei der Nachuntersuchung sechs Monate später beobachtete man reizlose Narbenverhältnisse, die Rekonstruktionen waren funktionstüchtig. Bei jetzt abgeheilten peripheren Ulzerationen bestanden weder klinisch noch laborchemisch Hinweise für eine Reinfektion.

Kommentar: Es bestand eine blande Infektion der gesamten iliakofemoralen Prothese. Die periphere femoropopliteale Rekonstruktion erfolgte nachgewiesenermaßen im infizierten Gebiet. Wegen der Progredienz des Stadiums IV konnte eine Ausheilung der Leiste nicht abgewartet werden. Die intraoperative Dilatation der A. iliaca gelang zwar nicht vollständig, es konnte jedoch ein ausreichender Flow im Leistenbereich erreicht werden. Bei der klinischen Nachuntersuchung ließ sich weiterhin ein guter Puls in der Leiste tasten, so daß zum Zeitpunkt der Nachuntersuchung von einer definitiven Rekonstruktion der Beckenetage Abstand genommen wurde.

Fall 2 (216 754):

63jähriger Patient, Z. n. Oberschenkelamputation links vor sieben Jahren nach Infektion (!) einer peripheren Gefäßrekonstruktion. Die jetzige Aufnahme erfolgte wegen ausgeprägter Dauerruheschmerzen rechts. Bei angiographisch verifizierten Stenosierungen der Beckenetage und langstreckigem Verschluß der A. femoralis superficialis erfolgte die Implantation eines iliakofemoralen Gore-Tex-Bypass rechts mit Sympathektomie. Wegen weiterhin bestehender Ruheschmerzen wurde nach einigen Wochen bei nichtverwendbarer Vene ein femoropoplitealer (III) Kunststoffbypass implantiert. Nach anfänglich primärer Wundheilung trat ein Verschluß des distalen Bypass mit akuter Ischämie auf. Klinisch und bakteriologisch konnte eine Infektion (Staphylococcus aureus) beider Rekonstruktionen nachgewiesen werden. Es folgte die komplette Entfernung des distalen Prothesenbypass mit Venenpatchplastik der distalen Poplitea und Einlage von Sulmycin-Schwamm. Der infizierte iliakofemorale Bypass wurde vorläufig belassen, da bei zwischenzeitlich aufgetretenem Verschluß der Beckenetage eine Entfernung dieser Rekonstruktion mit Sicherheit zur Oberschenkelamputation geführt hätte. Auf Drängen des Patienten wurde bereits 12 Tage später eine Probefreilegung der distalen Poplitea durchgeführt, wobei noch eindeutige Infektionszeichen in diesem Bereich bestanden. Innerhalb der nächsten drei Wochen konnte durch intensive konservative Therapie und Daueranalgesie über Periduralkatheter ein Übergang in das Stadium IV nur knapp verhindert werden. Fünf Wochen nach Entfernen des femoropoplitealen Bypass wurde dann ein axillopoplitealer Kunststoffbypass auf das dritte Popliteasegment angelegt, wobei sich jetzt die distale Poplitea ohne Hinweise auf eine Infektion zeigte. Anschließend wurde die infizierte iliakofemorale Prothese komplett entfernt. Die proximale und distale Anastomose wurde durch eine Venenstreifenplastik verschlossen und jeweils ein Sulmycin-Schwamm eingelegt.

Nach Verschluß der axillopoplitealen Umleitung zehn Monate später wurde eine erneute aortofemorale Prothesenrekonstruktion sowie in einem zweiten Eingriff ein kruraler extraanatomischer Kunststoffbypass auf die A. tibialis anterior durchgeführt. Intraoperativ ergaben sich keine Hinweise auf eine Infektion.

Bei der Nachuntersuchung drei Jahre nach dem letzten Eingriff waren die Rekonstruktionen durchgängig, Leukozyten und BKS waren im Normbereich. Der Patient ist mit Oberschenkelprothese links voll mobilisiert.

Kommentar: Nach Mehretagenrekonstruktion mit Kunststoffprothesen war es zu einer durchgehenden Transplantatinfektion gekommen. Eine erneute Rekonstruktion mit Kunststoff gelang bereits fünf Wochen nach Entfernen der infizierten Prothese.

Diskussion

Die geschilderten Fälle sollen nicht den Eindruck erwecken, daß durch lokale Antibiotikaträger zwanglos eine Rekonstruktion im infizierten Gebiet möglich ist. Fälle mit ungünstigem Ausgang, bei denen wir primär ebenfalls Gentamicin-Kollagenvlies verwandt haben, belegen dies sehr deutlich.

Aufgrund des bisherigen klinischen Endrucks glauben wir nicht, daß lokale Antibiotikaträger ein Mittel sind, um infizierte Gefäßprothesen zu erhalten. Einzelberichte in der Literatur über die Ausheilung infizierter Prothesen durch Gentamicin-Kollagenvlies (1, 3) können wir nicht bestätigen. Schon vom theoretischen Aspekt her scheint es sinnvoller, den infizierten Teil des Transplantats zu entfernen und durch neues Material zu ersetzen. Entscheidet man sich für dieses Vorgehen, stellt ein Antibiotikaträger eine prophylaktische Maßnahme dar. Das Antibiotikum soll die Infektion des neu eingebrachten Materials verhindern. Im anderen Fall – Belassen des infizierten Transplantatabschnitts – handelt es sich dagegen um eine therapeutische Maßnahme, da man ja durch das Antibiotikum das infizierte Transplantat ausheilen will. Dies ist erfahrungsgemäß wesentlich schwieriger, in vielen Fällen sicher unmöglich.

Voraussetzung für die Anwendung des Sulmycin-Schwamms ist, daß die umgebenden Weichteile nicht phlegmonös infiltriert sind bzw. eine abszedierende Entzündung primär durch Spülverfahren und Débridement behandelt wird. Besonders nach ausgiebigem Débridement der infizierten Leiste bestehen oft diffuse Weichteilblutungen, die chirurgisch nicht zu stillen sind und oft zum Hämatom führen, das wiederum als idealer Nährboden für die Infektion anzusehen ist. Hier ist es sinnvoll, die Wundflächen zu „versiegeln", indem man den Kollagenträger (der an sich bereits blutstillende Eigenschaften aufweist) durch Gewebekleber an den Wundflächen fixiert.

Die oberflächliche Behandlung von infizierten Wunden durch das „Auflegen" von Antibiotikaträgern ist indiskutabel und bringt die Methode in Mißkredit. Nur unter Beachtung bewährt chirurgischer Prinzipien in der Behandlung des tiefen Wundinfektes sollte Gentamicin-Kollagenvlies als additive Maßnahme eingesetzt werden, um möglicherweise die Ergebnisse bei tiefem Leisteninfekt zu verbessern. Der statistische Beweis ist jedoch nicht zu erbringen, da die Fallzahlen bisher zu klein sind und auch andere Verfahren zum Erfolg führen (4).

Wie Fall 2 zeigt, scheinen lokale Antibiotikaträger die Abheilung von tiefen Infektionen zu beschleunigen, wenn das Material entfernt worden ist. So konnten wir bereits fünf Wochen nach Aufheben der infizierten Gefäßanastomose mit der distalen Poplitea an gleicher Stelle erneut mit Kunststoff rekonstruieren, ohne daß es zum Rezidiv kam.

Perspektiven

Es stellt sich die Frage, ob die Gentamicin-Trägersubstanz an sich die Wundheilung negativ beeinflußt. Ist dies nicht der Fall, könnte man sich in bestimmten Fällen die Einbringung eines Sulmycin-Schwamms als prophylaktische Maßnahme vorstellen. Die Frage der Einheilung wurde bereits von anderen aufgeworfen (3).

Wir haben zur Klärung dieses Problems eine prospektive Studie begonnen. Bei elektiv implantierten Bifurkationsprothesen mit beidseitigem Leistenanschluß wurde randomisiert nach dem Zufallsprinzip in eine Leiste subfaszial ein Sulmycin-Schwamm um die Anastomose gelegt, während die andere Leiste als Kontrolle diente. Auftreten von Wundheilungsstörungen, Lymphfisteln oder Zysten sowie Wundinfektion wurden bei Entlassung und anläßlich einer Nachuntersuchung nach durchschnittlich sechs Wochen dokumentiert. Die Ergebnisse der ersten vierzehn komplett dokumentierten Patienten sind in Tabelle 2 dargestellt. Trendmäßig läßt sich kein Hinweis auf eine negative Beeinflussung der Wundheilung durch Sulmycin-Implant feststellen. Anzumerken ist dabei noch, daß die Beurteilung von lokalen Komplikationen bei Entlassung und bei der Nachuntersuchung durch einen Untersucher vorgenommen wurde, dem die Lage des Sulmycin-Schwammes nicht bekannt war.

Tabelle 2. Wundheilung der Leiste nach aortobifemoraler Prothesenimplantation und unilateraler Einlage von Gentamicin-Kollagenvlies

	Gentamicin-Kollagenvlies	Kontrolle
n	14	14
Lymphfistel/-zyste	2	2
Wundinfiltration (früh)	0	2
Wundinfekt I/II (spät)	0	1

Zusammenfassend läßt sich festhalten, daß lokale Antibiotikaträger wie Gentamicin-Kollagenvlies eine Bereicherung der therapeutischen Möglichkeiten beim tiefen Gefäßinfekt darstellen. Weder ersetzen sie bewährte Therapieprinzipien, noch stellen sie eine Alternative dar. Wenn sich auch ihr Stellenwert in diesem Gebiet der Chirurgie schwer statistisch sichern lassen wird, so scheinen klinische Beobachtungen ihren Einsatz doch zu rechtfertigen. Bisherige Beobachtungen deuten darauf hin, daß Gentamicin-Kollagenvlies die Wundheilung bei elektiven Eingriffen in der Leiste nicht negativ beeinflußt. Es sollten jedoch noch weitere Ergebnisse abgewartet werden, bevor ein prophylaktischer Einsatz in bestimmten Fällen empfohlen wird.

Literatur

1. Belz R (1989) Applikation von Gentamycin-Kollagen-Vlies bei gefäßchirurgischen Eingriffen. Angio 11: 147–152
2. Bergami TM, Baddyk DF, Govostis D, Vetsch R, Towne B (1989) Identification of staphylococcus epidermidis vascular graft infections: A comparison of culture techniques. J Vasc Surg 9: 665–670
3. Cyba-Altumbay S, Kogel H (1989) Getamycin-Kollagen-Anwendungsmöglichkeiten im Rahmen der rekonstruktiven Gefäßchirurgie. In: Sternberger A, Ascherl R, Lechner F, Blümel G (Hrsg) Kollagen als Wirkstoffträger. Schattauer, Stuttgart–New York, S 128–138
4. Hepp W, Pallua N, Palenker J (1989) Wandel im therapeutischen Konzept des tiefen Wundinfektes nach gefäßchirurgischen Eingriffen. Chirurg 60: 340–345

Priv.-Doz. Dr. med. H. Schweiger, Chirurgische Universitätsklinik, Abteilung Gefäßchirurgie, Maximiliansplatz, 8520 Erlangen

Frühergebnisse über die lokale Anwendung eines resorbierbaren Gentamicin-Kollagenvlies in der septischen Gefäßchirurgie

R. Belz, E. U. Voss

Gefäßchirurgische Abteilung des Städtischen Klinikums Karlsruhe
(Direktor Prof. Dr. E. U. Voss)

Einleitung

Im Zeitraum von 01.03.1988 bis zum 31.05.1990 wurde im Städtischen Klinikum in Karlsruhe in 44 Fällen ein lokaler, resorbierbarer Antibiotikumträger bei gefäßchirurgischen Eingriffen implantiert.

Das Alter der Patienten lag zwischen 20 und 81 Jahren, die Geschlechtsverteilung männlich zu weiblich war 4 : 1.

Bei 20 Patienten (Tabelle 1) lag ein tiefer sowie bei 3 ein oberflächlicher Protheseninfekt Grad III bzw. II nach Szilagyi (1) vor. Es handelte sich hierbei dreimal um die Arteria axillaris, einmal um die Aorta abdominalis infrarenalis, dreimal um die Arteria iliaca externa, neunmal um die Femoralisgabel, dreimal um die Arteria poplitea sowie einmal um die Arteria tibialis posterior.

Beim oberflächlichen Weichteilinfekt war je einmal die Leiste bzw. die popliteale Region betroffen sowie einmal die Ellenbeuge.

Kunststoffprothesen wurden in 11 Fällen bei potentiell infektgefährdeten Anastomosen implantiert. Potentiell infektgefährdet sind Operationen in einer bereits zuvor infizierten Gefäßregion bzw. Operationen in unmittelbarer Nachbarschaft von infizierten Weichteilläsionen.

Revisionseingriffe bei implantierten Kunststoffprothesen wurden sechsmal durchgeführt.

Drei Patienten wiesen offene Gefäßverletzungen auf, zwei davon waren im Oberarm, eine im Unterschenkelbereich lokalisiert.

Tabelle 1. Eigenes Patientenkollektiv

- Tiefer Protheseninfekt, Grad III nach Szilagyi (n = 20)
- Oberflächlicher Weichteilinfekt, Grad II nach Szilagyi (n = 3)
- Implantation von Kunststoffprothesen bei potentiell infekgefährdeten Anastomosen (n = 11)
- Revisionseingriffe bei implantierten Kunststoffprothesen (n = 6)
- Offene Gefäßverletzungen (n = 3)
- Aortoenterale Fistel (n = 1)
- Mikrogefäßgestielte Muskellappen bei Osteomyelitis (n = 1)

Je einmal handelte es sich um eine aortoenterale Fistel bzw. um eine chronische Osteomyelitis.

Schlüsselt man das Patientenkollektiv nach septischen und aseptischen Operationen auf, so kommt man zu folgenden Ergebnissen (Tabelle 2): 28 Operationen wurden im infizierten Wundgebiet durchgeführt. In 20 Fällen davon war die Prothese infiziert. Sowohl beim oberflächlichen Wundinfekt wie auch bei den offenen Gefäßverletzungen, der aortoenteralen Fistel und der chronischen Osteomyelitis konnte eine primäre Wundheilung erzielt werden. Das Persistieren des Infektes wurde ausschließlich bei infizierten Kunststoffprothesen beobachtet (Tabelle 3).

Es zeigt sich hier, daß der Infekt erfolgreich in Form der sogenannten „In-situ-Repair" angegangen werden konnte. Dabei wurde die infizierte Prothese im infizierten Bereich explantiert und durch ein neues Stück Prothese oder körpereigene Vene ersetzt. Das umgebende Gewebe wurde dann exzidiert, das Kollagenvlies um die Prothese gehüllt, eine Redondrainage eingelegt und die Wunde wieder verschlossen.

Die Versenkungsoperation nach Vollmar (2) hingegen war nur in 2 von 8 Fällen erfolgreich.

Bei sämtlichen 17 aseptischen Operationen (Tabelle 4) war der Wundheilungsverlauf per primam und ohne Infektzeichen. Fünfmal wurde eine Lymphfistel, viermal ausschließlich bei Leistenwunden und einmal im Innenknöchelbereich, beobachtet. Eine Serombildung trat bei 3 Patienten auf.

Tabelle 2. Septische Operationen im infizierten Wundgebiet

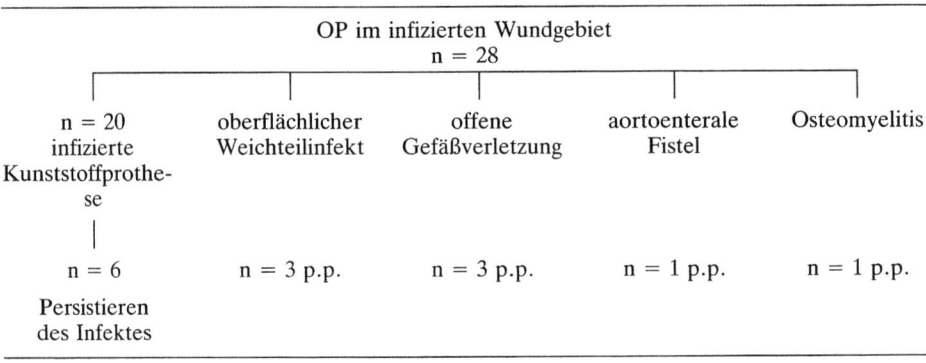

Tabelle 3. Septische Operationen bei Patienten mit infizierten Kunststoffprothesen

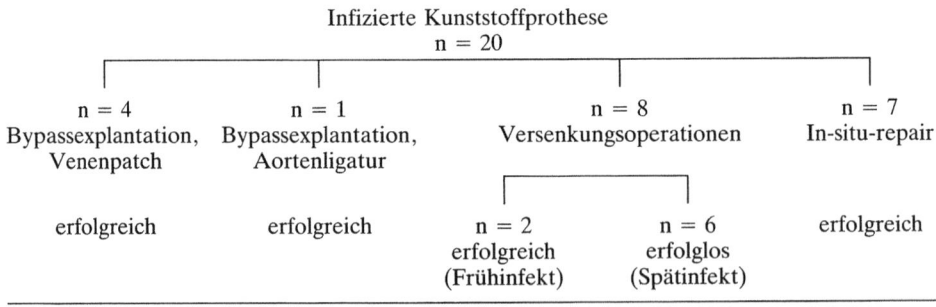

Tabelle 4. Aseptische Operationen

	Aseptische Operationen n = 17	
n = 11 potentiell infektgefährdete Anastomosen		n = 6 Revisionseingriffe bei implantierten Kunststoffprothesen
n = 11 p.p.		n = 6 p.p.

Schlußfolgerung

Aufgrund unserer bisherigen Ergebnisse halten wir die Indikation zur Applikation eines resorbierbaren Gentamicin-Kollagenvlies in folgenden Situationen für gegeben:
1. bei potentiell infektgefährdeten Anastomosen bzw. Gefäßnähten;
2. bei der „In-situ-Repair" wegen fehlender Möglichkeit der aseptischen Umgehung sowie
3. bei einem lokal begrenzten, tiefen Frühinfekt ohne vitale Gefährdung.

Literatur

1. Szilagyi DE, Smith RF, Elliott JP, Vrandeec MP (1972) Infection in arterial reconstruction with synthetic grafts. Ann Surg 176: 321
2. Vollmar J (1982) Rekonstruktive Chirurgie der Arterien. Georg Thieme, Stuttgart-New York, S 550–558

Dr. med. R. Belz, Abteilung für Gefäßchirurgie, Chirurgische Klinik, Klinikum Karlsruhe, Moltkestraße 14, 7500 Karlsruhe

Ist der Gliedmaßenerhalt beim infizierten femorokruralen Bypass vertretbar und sinnvoll?
Eine Analyse anhand von vier Fällen

J. M. Heiß, W. Göring, H. F. Rinecker

Chirurgische Klinik Dr. Rinecker, München

Einleitung und Problemstellung

Der tiefe Infekt einer Gefäßrekonstruktion stellt eine gefährliche Komplikation mit hoher Morbidität und Letalität dar. Die Forderung, das ursprünglich infizierte Wundgebiet unbedingt als Lager einer neuen Gefäßrekonstruktion zu meiden, gilt heute nur noch eingeschränkt. Neue Behandlungstechniken, deren Effizienz mehrfach dargestellt wurde, ermöglichen auch den Erhalt bzw. die Wiederherstellung einer femorokruralen oder -pedalen Rekonstruktion (1, 4, 6).

Der technischen Möglichkeit steht jedoch im Falle einer relevanten Komplikation der nur bescheidene Behandlungserfolg einer solchen Rekonstruktion gegenüber. In der Literatur werden im Langzeitverlauf Durchgängigkeitsraten von 30–70% – je nach Autoren und Konstruktionsmaterial – sowie konsekutiv auch ein entsprechend hoher Gliedmaßenverlust angegeben. Es stellt sich daher die Frage, ob im Fall einer infizierten Rekonstruktion der Erhalt derselben überhaupt vertretbar und sinnvoll ist.

Beobachtungsgut und Therapeutisches Vorgehen

Besonders in Frage gestellt wurde die von unserer Arbeitsgruppe bisher eingeschlagene Strategie des Gliedmaßenerhaltes beim infizierten femoroinfragenualen Bypass durch den tragischen Verlauf eines Patienten, der im Stadium IV nach femoroanteriorem Reversed-Venen-Bypass einen Infekt im Bereich der distalen Inzision, Typ Szilagyi 2, entwickelte. Sowohl die Vorfußgangrän als auch der bei der Zweitoperation entnommene Abstrich wies das Wachstum von betahämolysierenden Streptokokken auf. Nach Wundrevision und unter Einsatz einer topischen wie systemischen testgerechten Antibiotikatherapie war der Verlauf des Infektgeschehens am betroffenen Bein scheinbar beherrscht, man vermutete weiteren komplikationslosen Verlauf. Am 13. postoperativen Tag nach dem Zweiteingriff kam es zu einer Bypassruptur am subkutan am Oberschenkel verlaufenden Venentransplantat mit erheblicher hämorrhagischer Komplikation. Es mußte Intensivbehandlung eingeleitet werden. Gliedmaßenverlust und der spätere Exitus letalis waren die Folge.

Dieser Fall war unter Würdigung der eingangs dargestellten Problematik Anlaß, ähnliche Fälle aus unserem Krankengut nachzuuntersuchen, das Behandlungsvorgehen zu analysieren und zu überprüfen.

Vom 01.10.1986 bis zum 31.12.1989 wurden 233 infrainguinale Bypassrekonstruktionen durchgeführt, davon waren 93 femorokrurale, femoropedale oder femoropopliteodistale Sequenzbypasses (Tabelle 1). Die kruralen bzw. pedalen Eingriffe wurden ausschließlich im Stadium III und IV durchgeführt. Der Einsatz alloplastischen Rekonstruktionsmaterials, ausschließlich PTFE, überwog bei den femorokruralen Rekonstruktionen in unserem Krankengut und machte knapp über 60% aus. Die Rekonstruktionen mit alloplastischem Material wurden bei ungenügendem Run-off mit zusätzlichen AV-Fisteln – partiellen Commonostium-Anastomosen – versorgt (2, 3). Der Anteil der AV-Fisteln bei alleiniger Verwendung von PTFE-Material lag knapp unter 30%. Bei femorokruralen Sequenzbypasses wurde in unserem Krankengut ausschließlich im proximalen Anteil PTFE-Material und distal autologe Vene zur Rekonstruktion verwendet. Bei vier der 93 entsprechend versorgten Patienten kam es zu einem tiefen Infekt der Gefäßrekonstruktion, zweimal lag das Infektgeschehen im Leistengebiet, einmal wie oben dargestellt im Bypassverlauf und ein weiteres Mal an der kruralen Anastomose. Je zweimal war autologes bzw. alloplastisches Material betroffen.

Der komplikative Verlauf im Falle eines Reversed-anterior-Venenbypass wurde oben berichtet. In dem Fall eines infizierten distalen, popliteokruralen anterioren Venenbypass wurde der Venenanteil am Unterschenkel, der anatomisch gelegt war, komplett entfernt und ein Stück V. saphena der Gegenseite extraanatomisch auf der medialen Tibiavorderkante verlaufend zur A. dorsalis pedis geführt und dort anastomosiert. Der Infekt in der Anteriorloge konnte durch offene Wundbehandlung ausgeheilt werden. Die Entscheidung für einen Gließmaßenerhalt fiel in diesem speziellen Fall insbesondere auch deswegen, da die Aussicht prothetischer Versorgung einer übergewichtigen, beidseitig mit Hüft- und Kniegelenkendoprothesen vesorgten Patientin äußerst schlecht waren.

In den weiteren beiden Fällen war alloplastisches Material vom Infekt betroffen. Der Infekt lag im Bereich der Leisteninzision, einmal bei einer Patientin mit einem femoropopliteokruralen, ein weiteres Mal bei einem femoroperonaealen Bypass. In beiden Fällen erfaßte das Infektgeschehen das Anastomosengebiet selbst nicht, sondern lag knapp distal davon. Im Fall des Sequenzbypass wurde die ursprüngliche Gefäßrekonstruktion am Oberschenkel erhalten, es erfolgte zunächst Behandlung mit Spülsaugdrainage für fünf Tage und dann nochmalige Wundrevision mit Entfernung der Drainagen und Einscheiden der betroffenen Gefäßprothese in Sulmycin-Implant und eine Muskellappeneinhüllung mit Sartorius.

Im Falle des femoroperonaealen Bypass imponierte das Geschehen zunächst nicht typisch für einen Infekt, sondern es kam im Bereich des nichtberingten PTFE-Anteils zu einer serofibrinösen Exsudation, die durch zwei vorgängige

Tabelle 1. Krankengut im Zeitraum vom 01.10.1986 bis zum 31.12.1989

Infrainguinale Bypasses	n = 233
Femorokrurale bzw. -pedale Bypasses (ausschließl. Stadium III und IV)	n = 93
davon infiziert	n = 4

Operationen zunächst lediglich abgetragen wurde. Die bakteriologische und histologische Untersuchung erbrachte zunächst kein Ergebnis. Beim dritten revidierenden Eingriff konnten Staphylokokken nachgewiesen werden, es erfolgte die Resektion des PTFE-Materials im veränderten Abschnitt, orthotope Interposition eines gleichartigen Materials sowie die Einscheidung der neuen Prothese in gentamicinhaltiges Kollagenvlies sowie die Ummantelung mit einer M. sartorius-Plastik.

Bezüglich des Keimspektrums wiesen drei der vier infizierten Fälle einen Infekt mit Staphylococcus pyogenes aureus auf. Es handelte sich dabei um gentamicinempfindliche, jedoch penicillinasebildende Staphylokokken. Der weitere Fall war streptokokkeninfiziert. Zur Behandlung des Infektes erfolgte neben den chirurgischen und topischen Maßnahmen bei den Staphylokokkeninfekten eine testgerechte Antibiose über 14 Tage mit Cefotiam. Diese Therapie wurde zweimal mit einer oralen Therapie mit Flucloxacillin, einmal mit Gyrasehemmern per os für 4 Wochen komplettiert. Der Streptokokkeninfekt wurde mit Penicillin G 3 × 10 Mega behandelt.

Ergebnisse

In den vier beobachteten Fällen konnten dreimal die Gliedmaßen erhalten werden (Tabelle 2). Zweimal war der Erhalt der Rekonstruktion durch lokale Maßnahmen bzw. orthotopen Ersatz der Gefäßrekonstruktion möglich. In einem Fall wurde eine extraanatomische Umleitung am Unterschenkel mit autologem Venenmaterial durchgeführt. Im Falle des Reversed-anterior-Venenbypass kam es innerhalb des stationären Behandlungsverlaufes mehr als 21 Tage nach der primären Rekonstruktion zum Exitus letalis. Die übrigen Patienten konnten bei Bypassfunktion und Gehfähigkeit aus stationärer Krankenhausbehandlung entlassen werden. Die mittlere Beobachtungszeit beträgt derzeit 18 Monate. Alle Patienten waren nach der eingetretenen Wundheilung voll antikoaguliert, zwei der Patienten sind es zum Zeitpunkt der letzten Nachuntersuchung noch. Die Patientin mit dem femoroperonaealen PTFE-Bypass wurde aufgrund mangelnder Compliance lediglich 10 Monate nach Entlassung antikoaguliert. Es besteht keine neuerliche Gangrän. Zeichen einer lokalen oder fortgeleiteten Entzündung bestehen nicht.

Diskussion

Die Ergebnisse im mittelfristigen Verlauf bei den hier vorgestellten drei infizierten Fällen unterscheiden sich bezüglich Durchgängigkeitsrate, Gliedmaßenerhalt und Funktion nicht von solchen ohne Infekt – im Gegenteil, sie schneiden hier sogar

Tabelle 2. Ergebnisse bei infiziertem femorokruralem und -pedalem Bypass (n = 4, mittlere Beobachtungszeit 18 Monate)

Gliedmaßenerhalt	3 ×
Erhalt der primären Rekonstruktion	2 ×
Neue distale Rekonstruktion	1 ×
Exitus letalis nach Major-Amputation	1 ×

besser ab, obwohl das kleine Kollektiv statistisch nicht signifikant ausgewertet werden kann.

Der letal endende Fall gibt Anlaß zur Überprüfung der gliedmaßenerhaltenden Behandlungsstrategie. Wie der vorgestellte Fall zeigt, ist die hämorrhagische Komplikation Infektfolge. Sie hat im wesentlichen zum tragischen Verlauf beigetragen. Es bleibt jedoch zu berücksichtigen, daß die notwendigen Folgemaßnahmen – Oberschenkelamputation – und letztlich die Grunderkrankung AVK IV bei generalisierter Gefäßsklerose nach vorgängig erfolgloser perkutaner transluminaler Behandlung des Popliteaverschlusses und Prostaglandintherapie an sich schon mit einer hohen Morbidität- und beträchtlichen Letalitätsrate belastet sind.

Allgemeine Empfehlungen zur Behandlungsstrategie läßt die Analyse unserer Fälle nicht zu. Wesentlich erscheint uns zur Entscheidungsfindung aber die Wertung bestimmter Parameter, nämlich 1. Infektlokalisation, 2. Art des infizierten Materials, 3. Art des infektauslösenden Keims, 4. Prognose des Gliedmaßenerhalts nach notwendigem Revisionseingriff.

Liegt das Infektgeschehen unmittelbar an den Anastomosen, was in unseren Fällen nur einmal der Fall war, ist ein bypasserhaltendes Vorgehen problematisch. Wir würden in solchen Fällen eine partielle Bypassneuanlage mit neuer Anastomosenanlage proximal oder distal der Rekonstruktion empfehlen. Bei Infekten ohne Anastomosenbeteiligung erscheint uns erhaltendes Vorgehen die Methode der Wahl.

Ebenfalls kritisch ist aufgrund unserer Erfahrung ein frisch infiziertes, reversed eingesetztes autologes Venentransplantat, das völlig aus seiner Umgebung gelöst ist und sich, bevor es nicht revaskularisiert ist, gegen Infekte ebensowenig schützen kann wie alloplastisches Material. Vielmehr hat alloplastisches PTFE-Material in unseren Augen den Vorteil, daß es, sofern die Anastomosestellen nicht betroffen sind, primär dicht bleibt und durch lokale Maßnahmen zunächst eine Infektberuhigung und -eingrenzung erzielt werden kann, so daß zu einem späteren Zeitpunkt eine Überbrückung und ein Austausch des infizierten Grafts erfolgen kann. Im In-situ-Vorgehen mit belassener V. saphena sehen wir bezüglich der Infektresistenz Vorteile, besitzen hier allerdings glücklicherweise keine eigenen Erfahrungen.

Wesentlich erscheint außerdem die Art der Keimbesiedelung. Betahämolysierende Streptokokken oder andere Bakterien mit hämolytischer Aktivität sind deswegen und wegen ihrer Tendenz zur phlegmonösen Ausbreitung besonders problematisch und sollten nach unseren Erfahrungen kritisch bewertet werden.

Wichtig ist eine neuerliche Beurteilung der Prognose der Gefäßrekonstruktion nach den notwendigen operativen Maßnahmen zu deren Erhalt, die in der überwiegenden Mehrzahl zu einer hämodynamischen Verschlechterung des ursprünglichen Bypass führen. Das bedeutet, daß die ursprüngliche Indikation streng zu prüfen ist.

Nach unserer Meinung zeigt die Analyse des Krankengutes, daß unter Anwendung der entsprechenden Behandlungstechnik eine femoroinfragenuale Rekonstruktion sinnvoll erhalten werden kann. Dieses Vorgehen erscheint besonders dann vertretbar, wenn die oben genannten Punkte berücksichtigt werden und gefährdete Rekonstruktionen und Patienten von derlei Behandlungsmaßnahmen ausgenommen bleiben.

Zusammenfassung

Vom 01.10.1986 bis zum 31.12.1989 wurden 233 infrainguinale Bypassrekonstruktionen in unserer Abteilung durchgeführt, davon 93 femorokrurale, bzw. -pedale bzw. femoropopliteodistale Sequenzbypasses. Diese Eingriffe wurden ausschließlich im Stadium III und IV durchgeführt. Bei vier Patienten kam es zum tiefen Infekt der Gefäßrekonstruktion, je 2mal bei Verwendung von alloplastischem und autologem Bypassmaterial. In drei Fällen konnte durch operative Maßnahmen – 2mal Infektbegrenzung durch Spülsaugdrainage, konsekutive Muskellappenplastiken nach Explantation des infizierten Bypassanteiles und orthotoper Rekonstruktion sowie einmal extraanatomische Überbrückung – die Gefäßrekonstruktion und die Gliedmaße erhalten werden. Die Patienten wurden bei guter Bypassfunktion gehfähig aus dem Krankenhaus entlassen. Die mittlere Beobachtungszeit beträgt 18 Monate bei adäquater Bypassfunktion.

In einem Fall kam es bei einem extraanatomischen Reversed-anterior-Venenbypass im Bereich des Oberschenkels aufgrund eines Streptokokkeninfektes im Bypasslager zur Ruptur des Transplantates und zu einer hämorrhagischen Komplikation nach vermeintlich adäquater systemischer und topischer Antibiotikabehandlung. Der Infekt war dabei primär am infizierten Fuß und im Bereich der distalen Inzision am Oberschenkel lokalisiert. Der weitere Verlauf war trotz sofort eingeleiteter Intensivbehandlungs- und operativer Maßnahmen letztlich letal. Anhand der Analyse der vier Fälle wird herausgestellt, unter welchen Voraussetzungen der Erhalt einer infizierten femorokruralen Rekonstruktion sinnvoll und vertretbar ist.

Literatur

1. Belz R (1989) Applikation von Gentamicin-Kollagenvlies bei gefäßchirurgischen Eingriffen. Angio 11: 147–152
2. Dörrler J, Pickl U, Mix C, Maurer PC, Esch U (1988) Femoro-cruraler Bypass mit a.v. Fistel: Warum? Wann? Wie? Was wird erreicht? Angio 10: 3–11
3. Franke S (1988) Distale A-V-Fistel beim peripheren femorocruralen Bypass – klinischer Erfahrungsbericht. Angio 10: 223–226
4. Hepp W, Pallua N (1988) Behandlungsprinzipien des inguinalen Nahtaneurysmas. Angio 10: 337–334 (1988)
5. Largiader J (1987) Lehrbuch und Atlas der Gefäßchirurgie am Unterschenkel. H. Huber, Bern–Stuttgart–Toronto
6. Leguit P, van Berge Henegouwen D (1983) The sartorius muscle transposition in the treatment of deep wound infection after vascular surgery in the groin. Vasa 12: 151–157

Dr. med. J. M. Heiß, Chirurgische Klinik Dr. Rinecker, Am Isarkanal 30, 8000 München 70

Wundinfektionen in der Shuntchirurgie

P. Kasprzak, D. Raithel, B. Gerald

Abteilung für Gefäßchirurgie, Klinikum Nürnberg
(Vorstand: Prof. Dr. med. D. Raithel)

Einleitung

Die Shuntinfektionen gehören zu den schwerwiegendsten Komplikationen bei Dialysepatienten. Sie gefährden nicht nur einen bestimmten Dialysezugang, sondern sie beeinflussen auch die Überlebenschancen negativ. Aufgrund der über zwanzigjährigen Erfahrung von European Dialysis and Transplant Registry sind die Infektionen (nach KHK) zweithäufigste Ursache der Morbidität und Mortalität bei den Patienten im Dialyseprogramm. Die Zahl der Bakteriämieereignisse wurde von Dobkin 1978 mit 0,15 pro Patient/Dialysejahr beziffert (4). Mehrere Autoren haben festgestellt, daß in ca. 2/3 dieser Ereignisse die Ursache im Bereich des Dialysezugangs zu finden ist (1, 3, 6). Es ist zu erwarten, daß mit großzügiger Indikationsstellung und zunehmendem Patientenalter zu Beginn der Hämodialyse sowie notwendiger Verwendung von alternativen Shuntformen und -materialien die septischen Komplikationen noch häufiger zu beobachten sein werden.

Problematik

Bei autologem Gefäßmaterial ist die Häufigkeit der Infektionen im Vergleich zu Kunststoffmaterialien deutlich niedriger (3 versus 8%) (5). Die lokalen und allgemeinen Risikofaktoren, die septische Komplikationen in der frühpostoperativen Phase, aber auch während der Hämodialyse begünstigen können, sind in den Tabellen 1 und 2 zusammengefaßt.

Bei den Shuntinfektionen kann man keine drei Typen, wie von Szilagyi für die gesamten gefäßchirurgischen Komplikationen beschrieben, unterscheiden. Es

Tabelle 1. Shuntinfektionen – lokale Risikofaktoren

- traumatische Präparation
- Rezidivoperation
- Simultanoperationen
- postoperatives Hämatom, Lymphfistel
- Frühpunktion, Fehlpunktion

Tabelle 2. Shuntinfektionen – allgemeine Risikofaktoren

- Hypoproteinämie
- Anämie (Hypovolämie)
- lokale Hypoxie
- Diabetes mellitus
- Fettsucht
- Kortisontherapie
- Immunsuppression (Dialyse)
- interkurrente Infektionen

---

handelt sich entweder um eine oberflächliche Wundheilungsstörung oder um eine tiefe Infektion, wobei bei letzterer gleichzeitig der Dialysezugang mit einbezogen ist. Bei der Frühinfektion nach Implantation einer Kunststoffprothese ist in der Regel die gesamte Prothesenlänge infiziert. Bei der Spätinfektion kommt es nicht selten im Bereich der Punktionsstelle zur lokalen Infektion mit Abszeßbildung. Bei gut eingebauter Prothese bleibt die Infektion auf ein kleines Areal beschränkt. Liegt die Prothese frei subkutan, so wird häufig die gesamte Prothesenlänge mit involviert. Bei den septischen Komplikationen eines Dialysezugangs kann die Infektion auf zwei Wegen erfolgen, entweder exogen während der Operation oder durch die Punktionsstelle, bzw. hämatogen bei einem Patienten mit Bakteriämie. Als separate Gruppe stellen sich die Hautdefekte dar, die aufgrund mehrfacher Punktionen in einem kleinen Areal bzw. durch eine Kompression (z. B. bei Verwendung einer ring- bzw. spiralverstärkten Prothese) entstehen und sekundär zu einer Infektion führen.

Klinik

Was die klinische Symptomatik betrifft, so ist eine typische Rötung, Druckdolenz, pathologische Resistenz sowie Überwärmung fast ausschließlich bei den Frühinfektionen zu beobachten. Bei den Spätinfektionen handelt es sich häufig um einen Hautdefekt mit Fistelbildung bzw. um einen kleinen, oft reizlosen Abszeß. Bei remittierenden Temperaturen, Schüttelfrost sowie erhöhter Leukozytose und positiver Blutkultur muß immer eine mögliche Infektion im Bereich des Dialysezugangs in Betracht gezogen werden. Ist bei einem solchen Patienten der Dialysezugang äußerlich unauffällig, so muß an eine ergänzende Diagnostik, wie z. B. Leukozytenszintigraphie gedacht werden.

Eine Fisteldarstellung ist bei Shuntinfektionen nur selten indiziert. Über das Ausmaß der Korrektur bzw. einer notwendigen Prothesenexplantation wird erst intraoperativ entschieden. Mit einer Erweiterung des Eingriffes ist am häufigsten bei den Patienten mit blanden Narbenverhältnissen zu rechnen, bei denen jedoch die gesamte Prothese infiziert ist und explantiert werden muß.

Patienten und Behandlung

In den Jahren 1986 bis 1988 wurden in der gefäßchirurgischen Abteilung des Klinikums Nürnberg 50 Patienten wegen septischen Shuntkomplikationen (Abb. 1) operiert. Im Verhältnis zur Gesamtzahl der in diesem Zeitraum

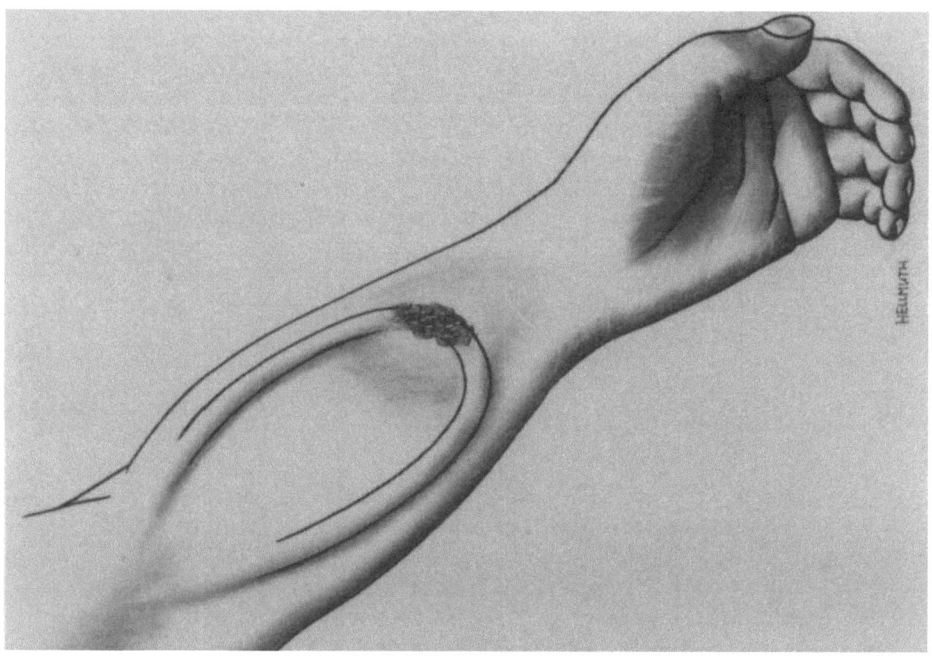

Abb. 1. Infektion eines Prothesenabschnittes bei Unterarmloop

implantierten PTFE-Prothesen betrug die Häufigkeit der schwerwiegenden septischen Komplikationen 5,6%.

Zusätzlich konnte bei vier Patienten eine Frühinfektion mit lokalen Maßnahmen und PMMA-Alketten erfolgreich behandelt werden. Bei weiteren fünf Patienten kam es unter ebenfalls lokalen Maßnahmen zur Ausheilung eines kleinen Hautdefektes ohne chirurgischen Eingriff.

Bei den 50 operierten Patienten handelte es sich um 29 Männer mit einem Durchschnittsalter von 54,3 Jahren und 21 Frauen mit einem Durchschnittsalter von 59,4 Jahren. Was die bakterielle Flora betrifft, so wurde bei 60% der Patienten Staphylococcus aureus und bei 30% Staphylococcus epidermidis nachgewiesen. In 10% der Fälle konnte kein endgültiger Nachweis erfolgen.

Bei 50 Patienten wurden 60 gefäßchirurgische Eingriffe durchgeführt. Am häufigsten, und zwar 28mal, wurde die Kunststoffprothese explantiert. Eine erneute Shuntanlage erfolgte immer im Intervall, nach Ausheilung der Infektion, wobei zwischenzeitlich die Hämodialyse durch einen Shaldon-Katheter erfolgte.

Bei 18 Patienten konnte die infizierte Prothesenstrecke im Gesunden mit einer neuen Prothese umgangen werden, anschließend wurde das infizierte Prothesenstück explantiert (wie bereits von Kumar für infizierte Pseudoaneurysmen einer bovinen Prothese 1976 beschrieben) (Abb. 2, 7).

Bei 10 Patienten wurde eine lokale Revision, Débridement und Spüldrainage angelegt, bei den anderen 4 Patienten erfolgte die Blockresektion des infizierten Prothesenabschnittes bis zur Faszie mit Interposition einer neuen Prothese und Hautplastik (Abb. 3–6).

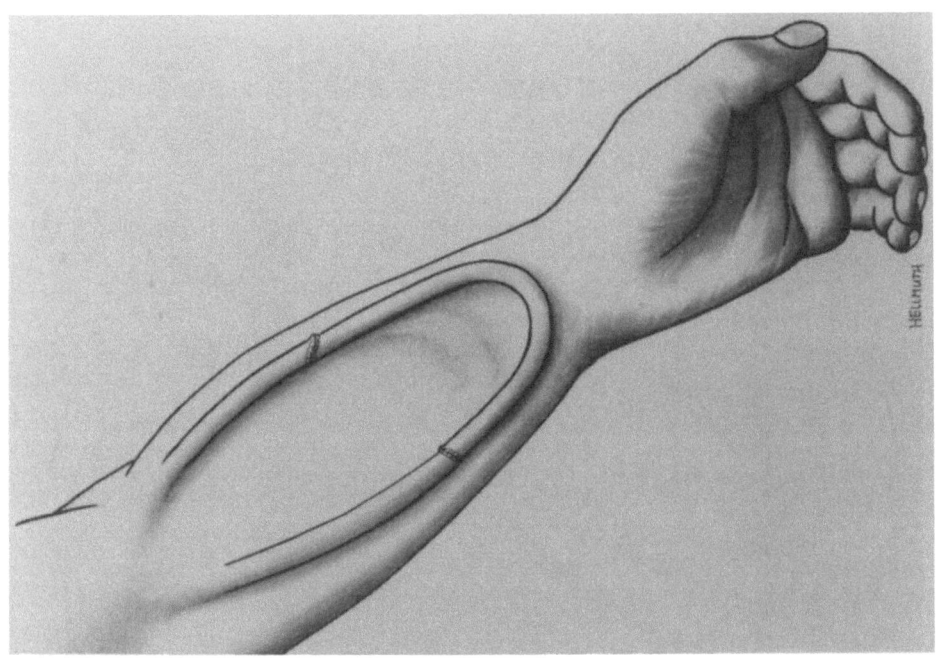

Abb. 2. Umgehung des Infektes im Gesunden und Explantation des infizierten Abschnittes

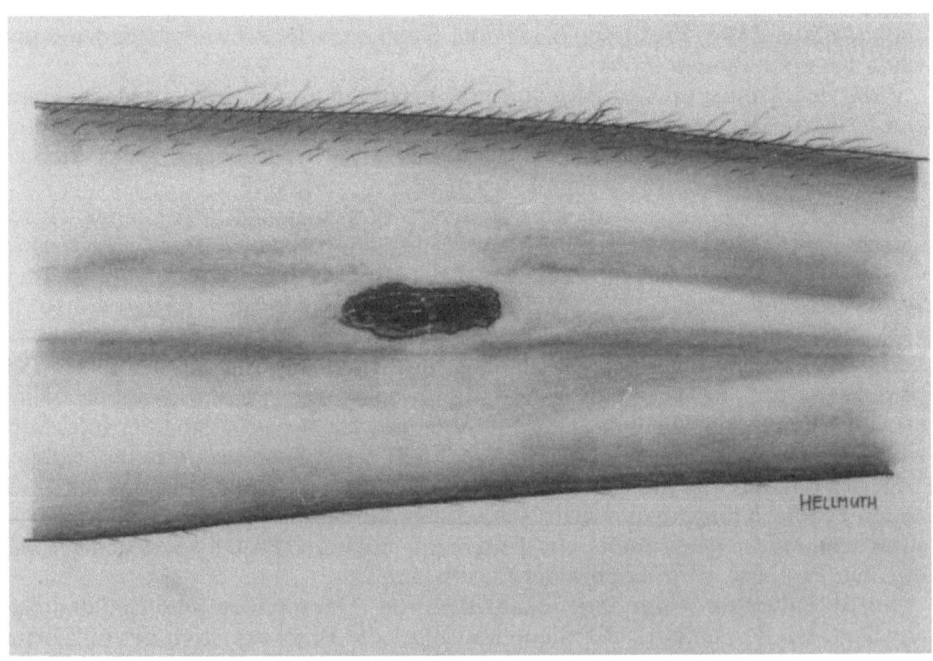

Abb. 3. Lokaler Hautdefekt im Unterarmbereich

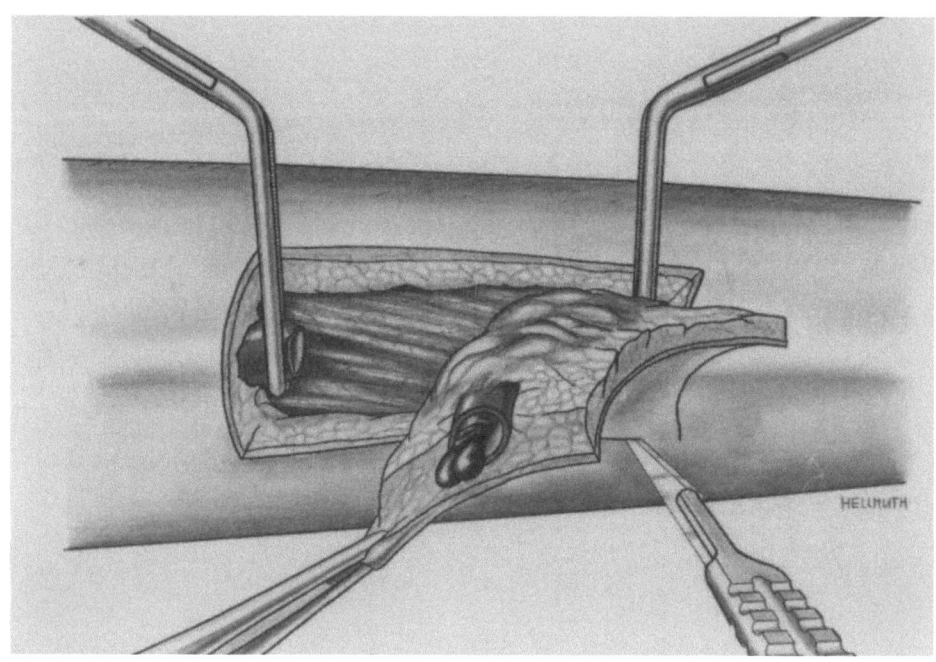

Abb. 4. Blockexzision des Defektes

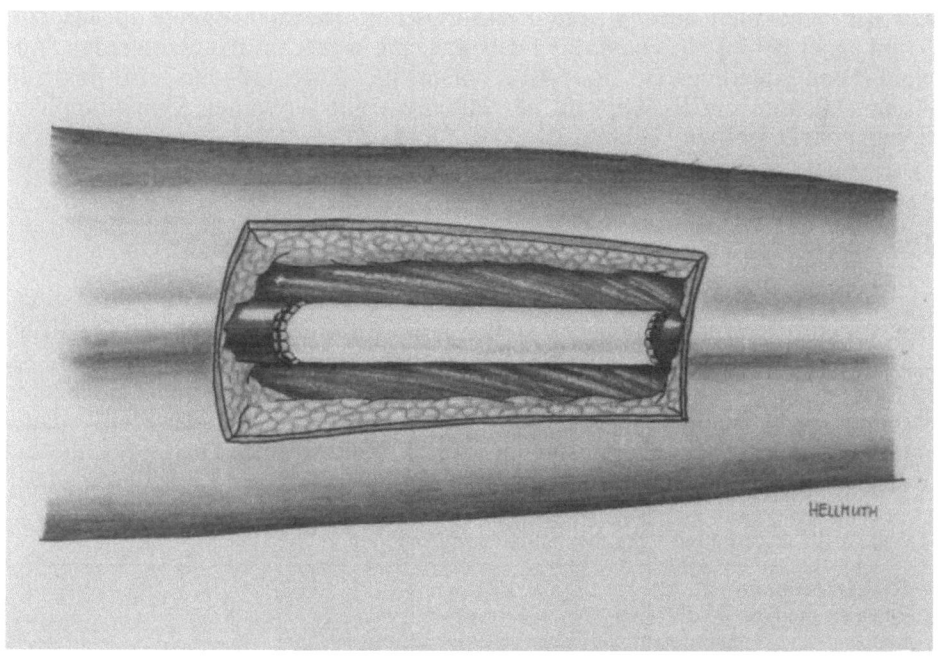

Abb. 5. Interposition einer neuen Prothese

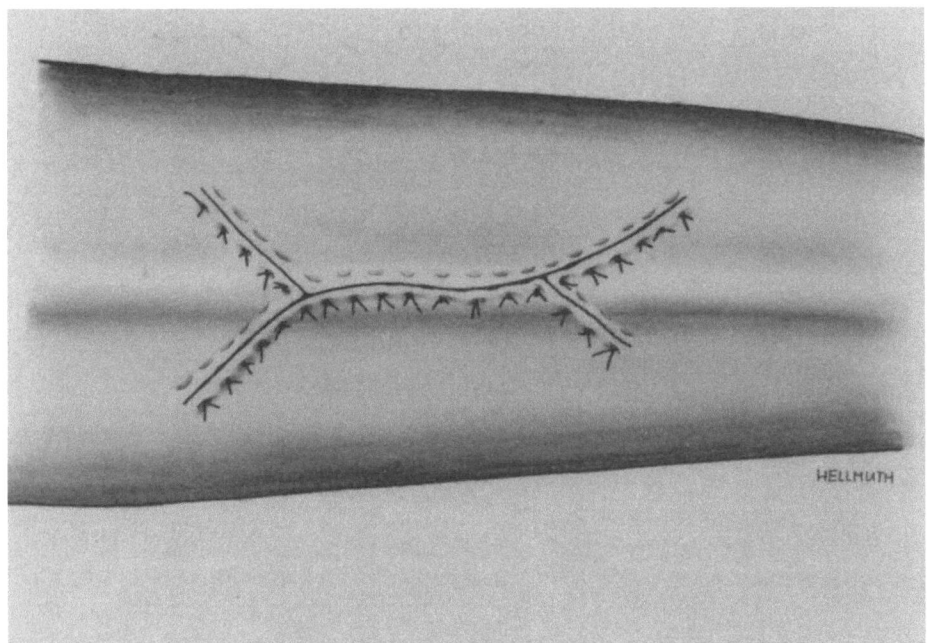

Abb. 6. Hautplastik mit primär deckender Prothese

Ergebnisse

Mit der individuell differenzierten chirurgischen Therapie konnte in unserem Krankengut bei 20 Patienten der Dialysezugang weiterhin benutzt werden, was einer Shunterhaltungsrate von 40% entspricht. Aufgrund der retrospektiven Analyse konnte ein Risikoprofil der Patienten mit septischen Shuntkomplikationen erstellt werden (Tabelle 3).

Diskussion

Die weltweite Zunahme der Dialysepatienten sowie die Erweiterung der Indikation zur chronischen Hämodialyse stellen hohe Anforderungen an den Gefäßchirurgen. Die Anlage einer Ciminofistel bleibt weiterhin die Methode der Wahl bei der Herstellung eines ersten Dialysezugangs beim terminal niereninsuffizienten Patienten. Mit zunehmendem Patientenalter sowie zunehmender Dialysedauer muß aber nicht selten zur Herstellung bzw. Erhaltung eines Dialysezugangs auf Kunststoffprothesen (PTFE) ausgewichen werden. Häufigste Komplikation nach

Tabelle 3. Risikoprofil bei septischen Shuntkomplikationen

– Rezidivoperation
– Diabetes mellitus
– häufiger Krankenhausaufenthalt (mehr als 3mal im letzten Jahr)
– Hypoproteinämie

Anlage eines Dialysezugangs bleibt weiterhin die Stenose bzw. die Shuntthrombose.

Als eine der schwierigsten Komplikationen muß jedoch die Shuntinfektion betrachtet werden. Es ist bei einer Thrombose häufig möglich, duch einen begrenzten Eingriff den Shunt zu erhalten, bei einer septischen Shuntinfektion dagegen ist nicht nur der Dialysezugang, sondern auch das Leben des Patienten gefährdet. Die Häufigkeit der septischen Komplikationen nach Implantation einer Kunststoffprothese variiert in der Literatur und wird mit 5 bis 19% (2, 8, 10) angegeben. Bei der Behandlung von septischen Komplikationen wird von allen Autoren die Notwendigkeit einer individuell differenzierten Therapie unterstrichen.

Aufgrund unserer Erfahrungen mit der Behandlung von septischen Komplikationen eines Dialysezugangs sehen wir bei den Frühinfektionen die Indikation primär für lokale Maßnahmen mit PMMA-Alketten und Antibiotika.

Ist nur ein Teil der Prothese, vor allem bei den Spätkomplikationen, infiziert, so besteht die Möglichkeit einer aseptischen Umgehungsoperation mit Explantation des infizierten Abschnittes.

Bei Spätinfektion der gesamten Prothesenlänge kommt nur die Explantation der Prothese und die Herstellung eines neuen Dialysezugangs nach Abheilung der Infektion in Frage.

Bei Blutungskomplikationen bzw. Thrombose bei infiziertem Dialysezugang bleiben die lokalen Rekonstruktionen oft erfolglos und sind nur bei autologem Shuntmaterial in Ausnahmesituationen möglich.

Literatur

1. Appel GB (1978) Vascular access infections with long-term hemodialysis. Arch Intern Med 138: 1610
2. Bhat DJ, Tellis VA, Kohlberg WI et al. (1980) Management of sepsis involving expanded polytetrafluorethylene grafts for hemodialysis access. Surgery 87: 445
3. Cross A, Steigbigel RT (1976) Infective endocarditis and access site infections in patients on hemodialysis. Medicine 55: 453
4. Dobkin JF, Miller MH, Steigbigel N (1978) Septicemia in patients on chronic hemodialysis. Ann Intern Med 88: 28
5. Higgins MR, Grace M, Bettcher KB et al. (1976) Blood access in hemodialysis. Clin Nephrol 6: 473
6. Keane WF, Shapiro FL, Raij L (1977) Incidence and type of infections occurring in 445 chronic hemodialysis patients. Trans Am Soc Artif Intern Organs 23: 41
7. Kirmani N, Tuazon C, Murray H et al. (1978) Staphylococcus aureus carriage rate of patients receiving long-term hemodialysis. Arch Intern Med 138: 1657
8. Kumar S, Ratazzi L and Van Der Werf B (1976) A new treatment for infected bovine graft (BG) arteriovenous fistulas (AVF). Clin Dial Transplant Forum 22 (abstr)
9. Slooff MJH, Smits PJH, Lichtendahl DHE, Van Der Hem GK (1982) Nonthrombotic complications of PTFE grafts for haemodialysis. Proc EDTA 19: 234
10. Tordior JMH, Herman JMMPH, Kwan TS, Diderich PM (1988) Long-term follow-up of the polytetrafluoroethylene (PTFE) prosthesis as an arteriovenous fistula for haemodialysis. Eur J Vasc Surg 2: 3

Dr. med. P. M. Kasprzak, Abteilung für Gefäßchirurgie, Klinikum Nürnberg, Flurstraße 17, 8500 Nürnberg 91

Lokale Infektionsprophylaxe in der Dialyseshunt-Chirurgie mit Tetrachlordecaoxid: Ergebnisse einer randomisierten Doppelblindstudie

J. Palenker, C. Pallua, R. Schmidt, W. Hepp

Chirurgische Klinik und Poliklinik im Universitätsklinikum Rudolf Virchow, Standort Charlottenburg

Einleitung

Für die Substanz Tetrachlordecaoxid (TCDO), besser bekannt unter dem Handelsnamen Oxoferin, wurde in einigen klinischen Studien in den letzten Jahren eine therapeutische Wirksamkeit bei der lokalen Wundbehandlung beschrieben (2). Kühne und Müller-Wiefel (3) postulierten, daß TCDO neben seinen Effekten bei der lokalen Wundbehandlung auch eine Wertigkeit in der intraoperativen lokalen Infektionsprophylaxe haben müßte. Demgegenüber sind Berichte zu erwähnen, in denen die Verbindung TCDO mit Natriumhypochlorit (NaCLO), Natriumchlorit ($NaClO_2$) und Natriumchlorat ($NaClO_3$) verglichen wurde (1) und die Existenz eines TCDO-Komplexes überhaupt bestritten wurde.

Ohne in die Diskussion um die Wertigkeit des TCDO als chemischer Substanz einsteigen zu wollen, sollte mit der folgenden Studie an einem Hochrisikokollektiv der Frage nachgegangen werden, ob ein infektprophylaktischer Effekt für TCDO bewiesen werden kann. Hierfür wurde die Dialyseshunt-Chirurgie als relativ standardisierter Eingriff, der in unserer Abteilung nur von wenigen Operateuren ausgeübt wurde, ausgewählt. Für dieses Kollektiv sprach auch, durch die multiplen Vorerkrankungen und Risikofaktoren begünstigt, die Erwartung einer größeren Zahl tiefer Wundinfekte.

Studiendesign

Die Studie gliederte sich in zwei große Gruppen: Zum einen die der Patienten, die eine primäre AV-Fistel erhielten, zum anderen die Gruppe der Patienten, denen ein langstreckiger Ersatz mit Kunststoffinterponaten implantiert wurde. Im Zeitraum dieser Untersuchung weiteten wir die Ausnutzung der natürlichen Möglichkeiten so exzessiv aus, daß die Rekonstruktion bzw. Shuntanlage unter Einsatz von langstreckigen alloplastischen Interponaten deutlich zurückging.

Berücksichtigt wurden lediglich Infekte innerhalb der ersten drei postoperativen Wochen, da spätere Infekte im allgemeinen als Punktionsfolge anzusehen sind. Ein Beobachtungszeitraum von 14 Tagen wurde eingehalten, daher konnte ein Patient, der 24 Stunden nach einer Operation mit langstreckigem alloplastischem Gefäßersatz verstarb, in der Studie nicht mehr berücksichtigt werden. Ein weiterer Patient nach langstreckigem alloplastischem Ersatz, der am 12. postoperativen Tag verstarb, wurde jedoch in der Studie belassen, nachdem er einen Szilagyi-Grad-I-Infekt entwickelt hatte.

Material, Methode, Patienten

Im Rahmen der Studie wurden im Kollektiv A mit primärer AV-Fistel insgesamt 150 Patienten eingebracht, von denen sich 74 Patienten in der Placebogruppe und 76 in der Verumgruppe befanden. Im Kollektiv B mit langstreckigem alloplastischem Interponat befanden sich 42 Patienten, davon 23 Patienten in der Placebogruppe und 19 in der Verumgruppe.

Im Kollektiv A ergab sich ein Durchschnittsalter der Patienten von 59,7 Jahren mit einer Spanne zwischen 9 und 88 Jahren. Tabelle 1 gibt den Überblick und Vergleich der Placebo- und Verumgruppen hinsichtlich ihrer Risikofaktoren, Grund- bzw. Begleiterkrankungen sowie über Primär- oder Reeingriffe. Es zeigt sich eine sehr gute Vergleichbarkeit der beiden Gruppen.

Für das Kollektiv B ergab sich ein Durchschnittsalter von 61,2 Jahren mit einer Spanne von 24 bis 78 Jahren. Tabelle 2 gibt wiederum den Überblick über Risikofaktoren, Grund- bzw. Begleiterkrankungen und über die Frage des Primär- oder Reeingriffs.

Tabelle 1. Risikofaktoren für Wundinfekte und Begleiterkrankungen (Kollektiv A)

	Placebo	TCDO
Diabetes mellitus	23 (31,1%)	25 (32,9%)
kardiale Begleiterkrankung	22 (29,7%)	26 (34,2%)
Hypertonus	19 (25,7%)	18 (23,7%)
Tumorerkrankung	1	5 (6,5%)
Hyperparathyreodismus	2	1
Pankreatitis	1	3
Arterielle Verschlußkrankheit	2	2
Asthma bronchiale	–	1
Immunerkrankungen	5	4
Lupus erythematodes	2	2
Immunvaskulitis	1	–
Hashimotothyreoditis	–	1
Myasthenia gravis	–	1
Amyloidose	2	–
Fehlernährungszustände	8	4
Adipositas permagna	4	3
Kachexie	4	1
Kortisonabusus	1	–
Alkoholabusus	2	2
Pilzperitonitis	–	1
Langzeitbeatmung und Tracheotomie		1
Chirurgie		
Primäreingriff	55 (74,3%)	55 (72,4%)
Revisionen	19 (25,7%)	21 (27,6%)
Brachialisfisteln	3	1

Table 2. Risikofaktoren für Wundinfekte und Begleiterkrankungen (Kollektiv B)

	Placebo	TCDO
Diabetes mellitus	6 (26,1%)	5 (26,3%)
kardiale Begleiterkrankung	6 (26,1%)	10 (52,6%)
Hypertonus	7 (30,4%)	11 (57,8%)
arterielle Verschlußkrankheit	4 (17,4%)	–
Tumorerkrankung	1	2
chronische Kolitis	1	–
Immunvaskulitis	1	–
Hepatitis	1	1
Pankreatitis	–	1
Lupus erythematodes	–	1
Adipositas permagna	–	1
Kachexie	–	1

Bei den Patienten wurde die Wunde mehrfach intraoperativ entweder mit 0,9%iger Kochsalzlösung oder mit unverdünnter TCDO-Lösung angefeuchtet. Postoperativ wurden die Patienten zunächst täglich und später in größeren zeitlichen Abständen hinsichtlich ihrer Wundheilung kontrolliert. Es zeigte sich im Verlauf der Studie, daß die Kontrolle der Leukozytenzahlen oder der Blutsenkungsgeschwindigkeit auf Grund der sehr heterogenen Struktur der Grundkrankheiten und im Hinblick auf die im allgemeinen vorhandene Anämie nicht sinnvoll war.

Ergebnisse

Im Kollektiv A ergab sich eine Inzidenz für den tiefen Wundinfekt mit Szilagyi-Grad III von 0,7%, für das Kollektiv B von 0%. Der einzige tiefe Wundinfekt betraf eine primäre AV-Fistel aus der TCDO-Gruppe. Die Infektgrade sind in Tabelle 3 dargestellt. Es zeigt sich hierbei eine statistische Verteilung der Infekte in

Tabelle 3. Ergebnisse der Infektionsprophylaxe

	Placebo	TCDO
Kollektiv A (primäre AV-Fistel)		
Todesfälle innerhalb der ersten drei Wochen	3	0
Infekte		
Szilagyi I	2	1
Szilagyi II	–	–
Szilagyi III	–	1
Kollektiv B (langstreckiges Interponat)		
Todesfälle innerhalb der ersten drei Wochen	0	3
Infekte		
Szilagyi I	2	3
Szilagyi II	–	–
Szilagyi III	–	–

den jeweiligen Placebo- und Verumgruppen. Daraus abgeleitet ist ein infektprophylaktischer Effekt für TCDO im gewählten Prüfverfahren nicht nachweisbar.

Diskussion

Die Ergebnisse sind so zu interpretieren, daß im gewählten Studienansatz auf Grund der geringen Infektinzidenz ein Wirksamkeitsnachweis höchstens bei den hierzu notwendigen großen Kollektiven geführt werden kann. Trotz der sehr großen Risikobelastung der Patienten treten nur sehr wenige Wundheilungsstörungen auf, die statistisch verteilt sind. Eine Zuordnung der wenigen Infekte auf die einzelnen Operateure ergibt ebenfalls lediglich eine statistische Verteilung. Zusammenfassend muß das eingangs erwähnte Postulat von Kühne und Müller-Wiefel als nicht verifizierbar, wenn nicht sogar als widerlegt gelten (3).

Zusammenfassung

In einer randomisierten Doppelblindstudie wurde die infektprophylaktische Wirkung einer TCDO-Lösung mit einer 0,9%igen NaCl-Lösung bei lokaler intraoperativer Anwendung verglichen. Die jeweiligen Lösungen wurden im Rahmen der Dialyseshunt-Chirurgie mehrfach in die offene Wunde eingebracht. Insgesamt wurden 150 Patienten mit primärer AV-Fistel und 42 mit langstreckigem alloplastischem Interponat randomisiert. Die jeweiligen Kollektive waren hinsichtlich der Risikofaktoren für Wundinfekte und Grunderkrankungen gut vergleichbar. Es ließ sich keinerlei Unterschied zwischen den TCDO- und den Placebokollektiven und somit kein infektprophylaktischer Effekt des TCDO nachweisen.

Literatur

1. Habermann E, Müller B (1989) Oxoferin[R] und Natriumchlorit – Ein Vergleich. Klin Wochenschr 67: 20–25
2. Hinz J, Hautzinger H, Stahl K-W (1986) Rationale for and results from a randomised, double-blind trial of tetrachlorodecaoxygen anion complex in wound healing. Lancet: 825–828
3. Kühne HH, Müller-Wiefel H (1987) Lokale intraoperative Infektionsprophylaxe mit Tetrachlorodecaoxid (TCDO – Oxoferin[R]). Angio 9: 25–30

Dr. med. J. Palenker, Chirurgische Klinik und Poliklinik, Universitätsklinikum Rudolf Virchow, Standort Charlottenburg, FU Berlin, Spandauer Damm 130, W-1000 Berlin 19

W. **Hepp,** J. **Palenker,** Berlin (Hrsg.)

Femorokrurale Arterienverschlüsse

1991. 212 Seiten. Gb. DM 82,–.
ISBN 3-7985-0879-8.

Bei der kritischen Extremitätenischämie, die in hohem Maße durch krurale Arterienverschlüsse bedingt ist, stehen lumeneröffnende chirurgische Verfahren an erster Stelle des Therapiespektrums. Trotz zunehmender Erfolge in den letzten Jahren, sind sie bei ihren Kritikern nicht unumstritten. Dies Buch macht deutlich, wie sehr sich der Extremitätenerhalt mittels peripherer Gefäßchirurgie unter lebensqualitativen, finanziellen und rehabilitativen Gesichtspunkten lohnt.

Das Buch stellt die krurale Problemzone aus diagnostischer und therapeutischer Sicht von Angiologen, Radiologen und Gefäßchirurgen umfassend dar; auch auf alternative und additive Behandlungsschemata geht es ausführlich ein.

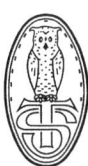

<u>Erhältlich in Ihrer Buchhandlung.</u>

Steinkopff Dr. Dietrich Steinkopff Verlag
Saalbaustraße 12, D-6100 Darmstadt

W. **Hepp**, Berlin (Hrsg.)

Angiologische Notfälle

1990. X, 90 Seiten. Gb. DM 46,–
ISBN 3-7985-0863-1

Der angiologische Notfallpatient wird, meist durch Hausarzt oder Notarzt, in Krankenhäuser aller Versorgungsstufen eingeliefert. Er muß zuerst in einem bestimmten Umfang auch in einem Haus behandelt werden, das keinen gefäßchirurgischen oder angiologischen Schwerpunkt aufweist; die Weichenstellung zur Notfalldiagnostik, Erkennung des bedrohlichen Krankheitsbildes, Erstmaßnahmen und rasche Weiterleitung zum Spezialisten sind erforderlich.

Unter dem Gesichtspunkt der interdisziplinären Zusammenarbeit, die jeder angiologische Notfall erfordert, entstand dieses Buch. Es möchte Wissen und Verständnis über die angiologische Notfalldiagnostik verbessern und damit zu einer Anhebung des Standards in der Akutversorgung angiologischer Patienten führen.

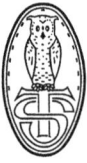

Erhältlich in Ihrer Buchhandlung.

Steinkopff Dr. Dietrich Steinkopff Verlag
Saalbaustraße 12, D-6100 Darmstadt

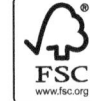

MIX
Papier aus verantwortungsvollen Quellen
Paper from responsible sources
FSC® C105338

If you have any concerns about our products,
you can contact us on
ProductSafety@springernature.com

In case Publisher is established outside the EU,
the EU authorized representative is:
**Springer Nature Customer Service Center GmbH
Europaplatz 3, 69115 Heidelberg, Germany**

Printed by Libri Plureos GmbH
in Hamburg, Germany